YOGA TOUT

LE YOGA DES AÎNÉS

Design graphique : Nicole Lafond
Photos d'ambiance : Mathieu Dupuis
Photos des exercices : Tango
Révision et correction : Ginette Patenaude
Maquillage/coiffure : Véronica Ayoola

DISTRIBUTEURS EXCLUSIFS :

Pour le Canada et les États-Unis :
MESSAGERIES ADP*
2315, rue de la Province
Longueuil, Québec J4G 1G4
Téléphone : 450 640-1237
Télécopieur : 450 674-6237
Internet : www.messageries-adp.com
* filiale du Groupe Sogides inc.,
   filiale du Groupe Livre Quebecor Media inc.

Pour la France et les autres pays :
INTERFORUM editis
Immeuble Paryseine, 3, Allée de la Seine
94854 Ivry CEDEX
Téléphone : 33 (0) 1 49 59 11 56/91
Télécopieur : 33 (0) 1 49 59 11 33
Service commandes France Métropolitaine
Téléphone : 33 (0) 2 38 32 71 00
Télécopieur : 33 (0) 2 38 32 71 28
Internet : www.interforum.fr
Service commandes Export – DOM-TOM
Télécopieur : 33 (0) 2 38 32 78 86
Internet : www.interforum.fr
Courriel : cdes-export@interforum.fr

Pour la Suisse :
INTERFORUM editis SUISSE
Case postale 69 – CH 1701 Fribourg – Suisse
Téléphone : 41 (0) 26 460 80 60
Télécopieur : 41 (0) 26 460 80 68
Internet : www.interforumsuisse.ch
Courriel : office@interforumsuisse.ch
Distributeur : OLF S.A.
ZI. 3, Corminboeuf
Case postale 1061 – CH 1701 Fribourg – Suisse
Commandes :
Téléphone : 41 (0) 26 467 53 33
Télécopieur : 41 (0) 26 467 54 66
Internet : www.olf.ch
Courriel : information@olf.ch

Pour la Belgique et le Luxembourg :
INTERFORUM BENELUX S.A.
Fond Jean-Pâques, 6
B-1348 Louvain-La-Neuve
Téléphone : 32 (0) 10 42 03 20
Télécopieur : 32 (0) 10 41 20 24
Internet : www.interforum.be
Courriel : info@interforum.be

Suivez les Éditions de l'Homme sur le Web

Consultez notre site Internet et inscrivez-vous à l'infolettre pour rester informé en tout temps de nos publications et de nos concours en ligne. Et croisez aussi vos auteurs préférés et l'équipe des Éditions de l'Homme sur nos blogues !

www.editions-homme.com

Pour joindre :
Carole Morency
YOGA TOUT
Site Internet : www.yogatout.com
Courriel : info@yogatout.com

Pour joindre :
Francine Hervé-Cauchy
INSTITUT VIDYA
Site Internet : www.quant-aum.com
Courriel : francineherve@yahoo.ca

03-11

Dépôt légal : 2011
Bibliothèque et Archives nationales du Québec

ISBN 978-2-7619-3073-4

Gouvernement du Québec – Programme de crédit d'impôt pour l'édition de livres – Gestion SODEC – www.sodec.gouv.qc.ca

L'Éditeur bénéficie du soutien de la Société de développement des entreprises culturelles du Québec pour son programme d'édition.

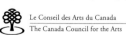

Le Conseil des Arts du Canada
The Canada Council for the Arts

Nous remercions le Conseil des Arts du Canada de l'aide accordée à notre programme de publication.

Nous reconnaissons l'aide financière du gouvernement du Canada par l'entremise du Fonds du livre du Canada pour nos activités d'édition.

Carole Morency

Avec la collaboration de Francine Hervé-Cauchy

YOGA TOUT
LE YOGA DES AÎNÉS

Préface de Danielle Perreault M.D.

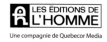

LES ÉDITIONS DE L'HOMME

Une compagnie de Quebecor Media

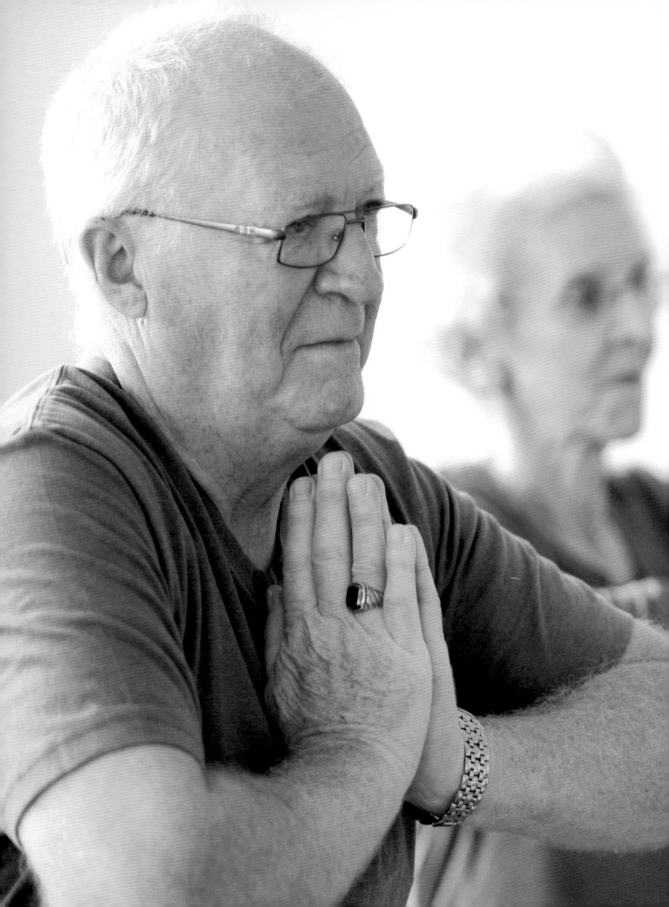

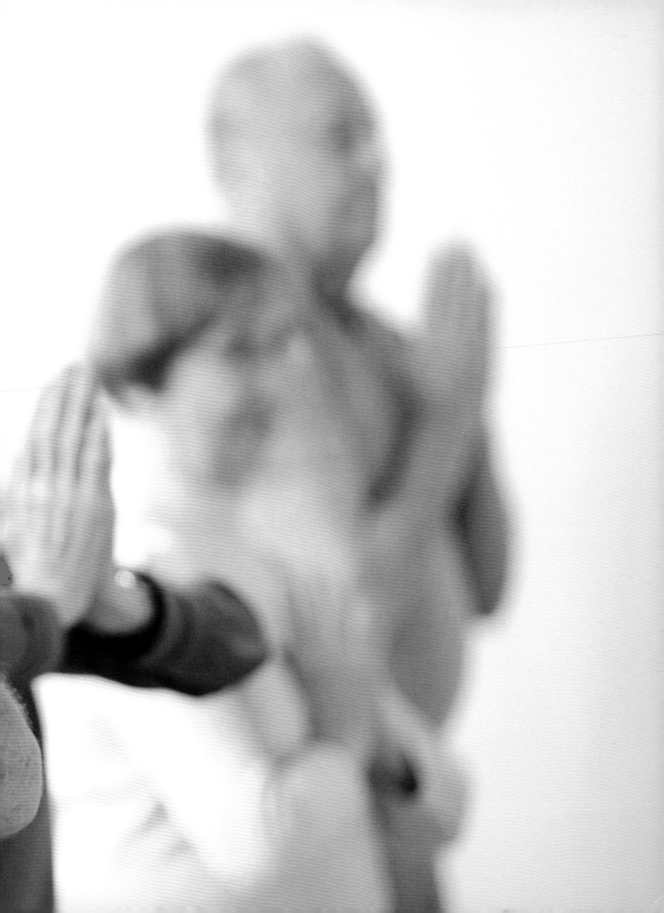

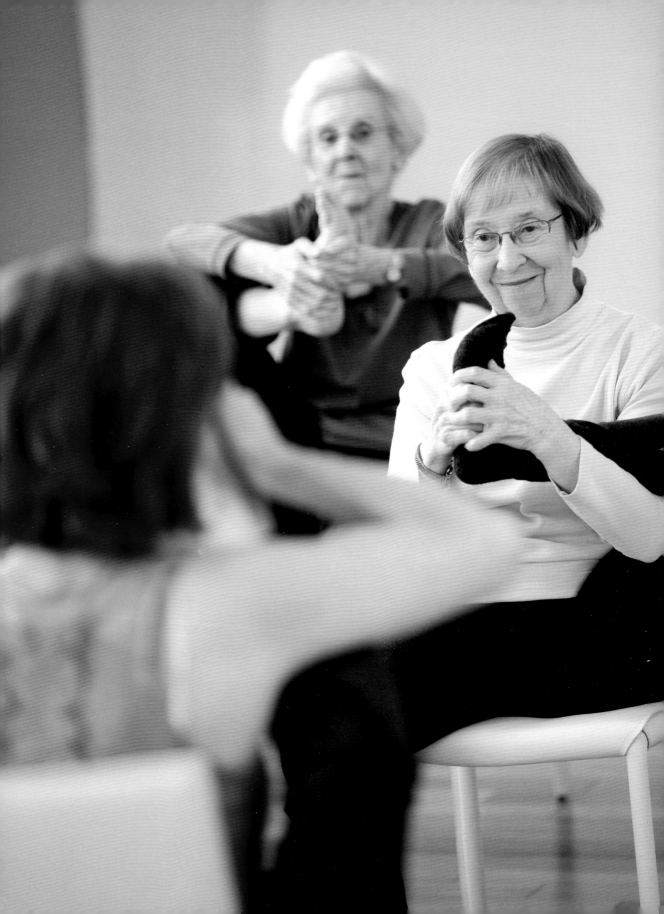

Préface

Être en bonne santé à tout âge grâce au yoga !

Quelle belle initiative que ce livre ! Je n'aurais jamais cru, jeune adulte, faire un jour la promotion du yoga. J'étais, comme disait mon père, « un mouvement perpétuel ». Il était hors de question pour moi de rester en place plus de deux minutes. Or, le temps a le don de nous faire changer d'idée, et nous ouvre à autre chose. La pratique du yoga (incluant la méditation) nous aide à relativiser les aspects négatifs de la vie qui nous éloignent du bonheur. Tout simplement. Et comme à tout âge les défis nous arrivent à la tonne, cette bulle « yogique » a drôlement sa place aujourd'hui. En bonus, un tonus musculaire et une souplesse conservés !

Mais quand on a soixante-dix, quatre-vingt, quatre-vingt-dix ans, est-ce encore pensable de faire du yoga ? Assurément ! Tout autant et encore plus que si l'on était plus jeune ! On le sait, en vieillissant, notre dos se voûte, notre masse musculaire fond et la gravité s'exprime dans toute sa splendeur ! De plus, cette fichue douleur causée par l'arthrose nous oblige trop souvent à ralentir le rythme et à limiter nos activités. Pourtant, bouger reste la solution à bien des maux, mais il faut le faire de la bonne façon. J'ai vu de mes yeux vu, à la résidence Elogia, dix dames âgées entre soixante-dix et quatre-vingt-sept ans, que Carole Morency guidait depuis trois ans, faire montre d'une plus grande souplesse et d'une plus grande force que moi dans certains exercices.

S'accorder du temps pour la pratique du yoga signifie que l'on invite la sérénité à entrer par la grande porte et que l'on envoie à nos peines et à nos angoisses le message de sortir par la petite porte.

Être en bonne santé ne signifie pas seulement l'absence de maladie. Être en bonne santé englobe un bien-être physique, psychologique et social. Le yoga est un bel outil pour y arriver !

DANIELLE PERREAULT, M. D.

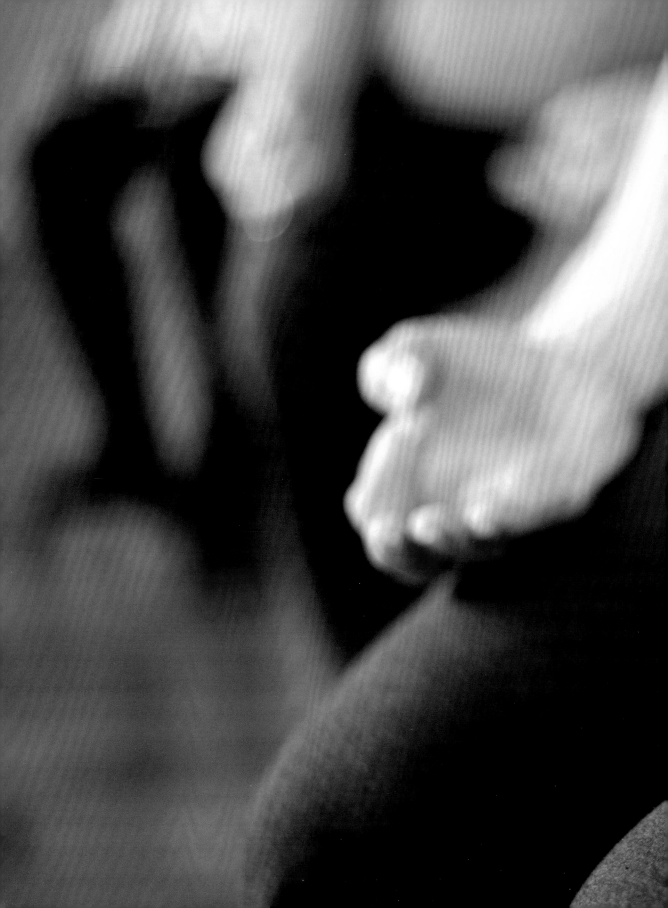

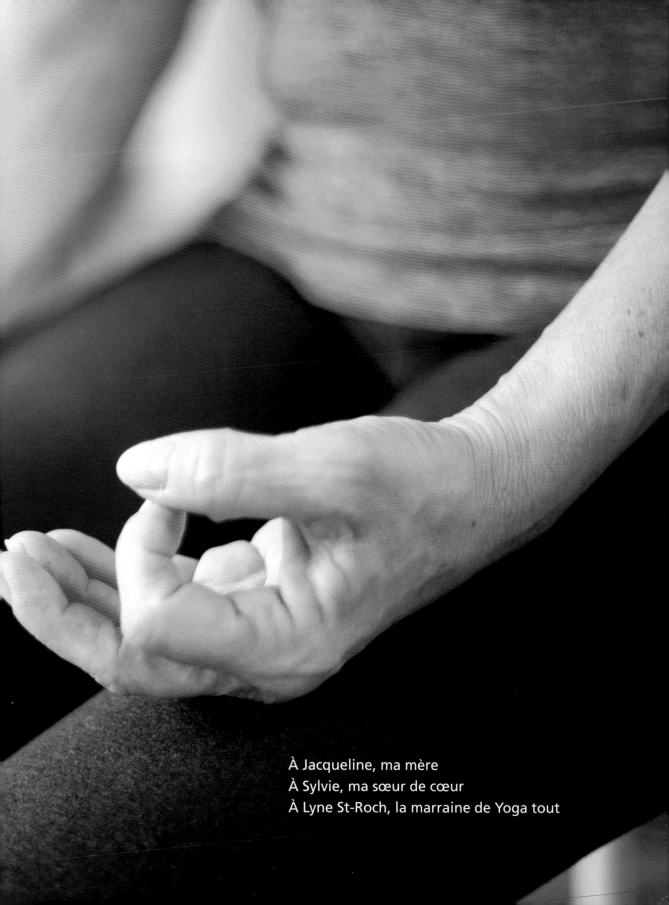

À Jacqueline, ma mère
À Sylvie, ma sœur de cœur
À Lyne St-Roch, la marraine de Yoga tout

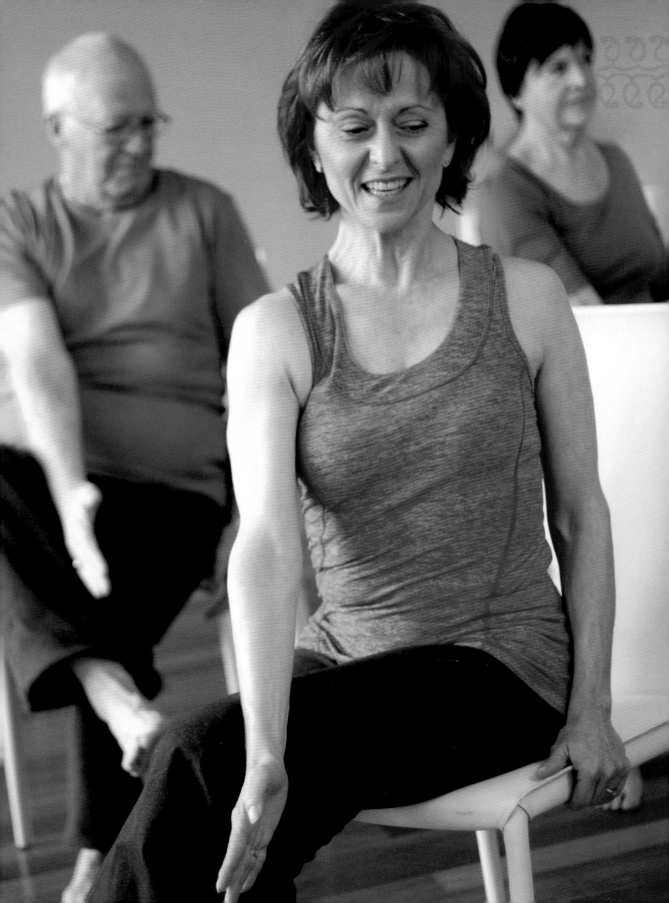

Introduction

Le yoga fait partie de ma vie depuis l'adolescence. Il m'a aidée à traverser les vicissitudes de la vie, dont un diagnostic de diabète insulinodépendant à l'âge de vingt-neuf ans. À cette époque, je n'avais plus que la peau et les os. Faible et sous le choc à la suite de cette nouvelle, le seul exercice physique que je pouvais faire était le yoga. Les postures me permettaient de retrouver une certaine paix et de me sentir en contact avec ce corps qui, me semblait-il, ne m'appartenait plus. Et, au fil des ans, j'ai persévéré dans ma pratique.

En 2004, ma mère fut hospitalisée en raison de douleurs aiguës à la jambe et au bas du dos. Après plusieurs semaines, les médecins ont découvert qu'elle avait une fracture à la hanche et ont décidé de l'opérer. Lors de l'une de mes visites, quelques jours après l'intervention, l'infirmière m'a conseillé de lui apprendre à respirer profondément. J'ai bien tenté de le faire, en utilisant des images et des mots, mais en vain. Ma mère est décédée à l'âge de soixante-seize ans, deux semaines après l'opération. Cette mort prématurée m'a bouleversée et profondément troublée. En même temps, plusieurs circonstances de ma vie professionnelle m'ont amenée à des réflexions existentielles sur le sens de la vie et sur mes valeurs profondes.

Guidée par les conseils d'un coach, j'ai décidé d'entreprendre une formation de professeur de yoga. Lors d'un cours, une *yogini* (féminin de yogi) de soixante-dix-huit ans est venue présenter un atelier sur l'enseignement du yoga aux aînés. Elle dirigeait constamment son attention sur moi en disant: « Lorsque tu vas enseigner aux aînés... » C'est à ce moment précis que j'ai pris la décision d'enseigner le yoga aux aînés. De cours en cours, j'ai vite compris que si je souhaitais faire découvrir les bienfaits du yoga au plus grand nombre d'aînés possible, je devais créer une structure pour faciliter cette tâche. C'est ainsi que j'ai fondé Yoga tout, une entreprise qui me permettrait de réaliser mon projet.

Plan d'affaires en main, je me suis rendue dans un grand nombre de résidences pour aînés pour parler du yoga et de ses bienfaits. Ma mission consiste à améliorer la qualité de vie en proposant une méthode de yoga dont l'objectif vise la mobilité, l'équilibre et l'autonomie. Je me suis bâti une clientèle, et les adeptes du yoga adapté aux aînés se sont multipliés, à ma grande joie. Comme les gens souhaitaient pratiquer entre les cours, la question suivante revenait fréquemment: « Avez-vous un livre, un DVD, pour que nous puissions faire du yoga à la maison? » La demande était là, les besoins aussi.

Au cours d'une formation de yoga adapté aux aînés, j'ai fait la connaissance de Francine Hervé-Cauchy, formatrice et praticienne de yoga de longue date. La générosité de son enseignement et la qualité des documents qu'elle offrait à ses élèves m'ont interpellée. Aussi, quand j'ai décidé de faire ce livre, il me paraissait tout à fait naturel de l'inviter à s'impliquer dans ce projet et à partager ses compétences et son expérience.

Une des branches du yoga nous invite à servir notre prochain, et c'est dans cet esprit que je vous offre cet ouvrage. J'espère faire découvrir au plus grand nombre d'aînés possible cette forme d'activité physique et de discipline mentale afin qu'ils puissent mieux profiter de cette précieuse période de la vie.

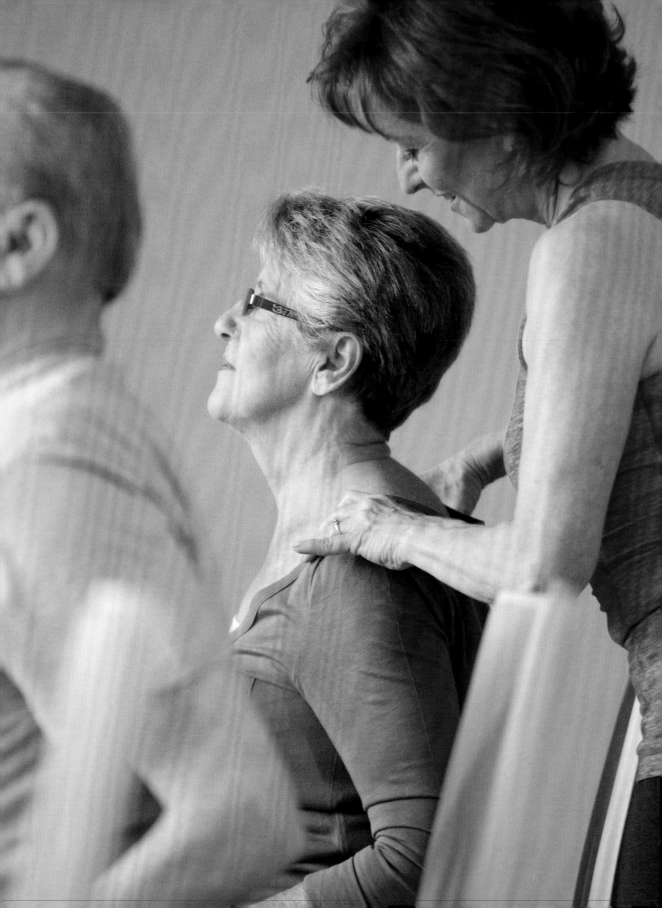

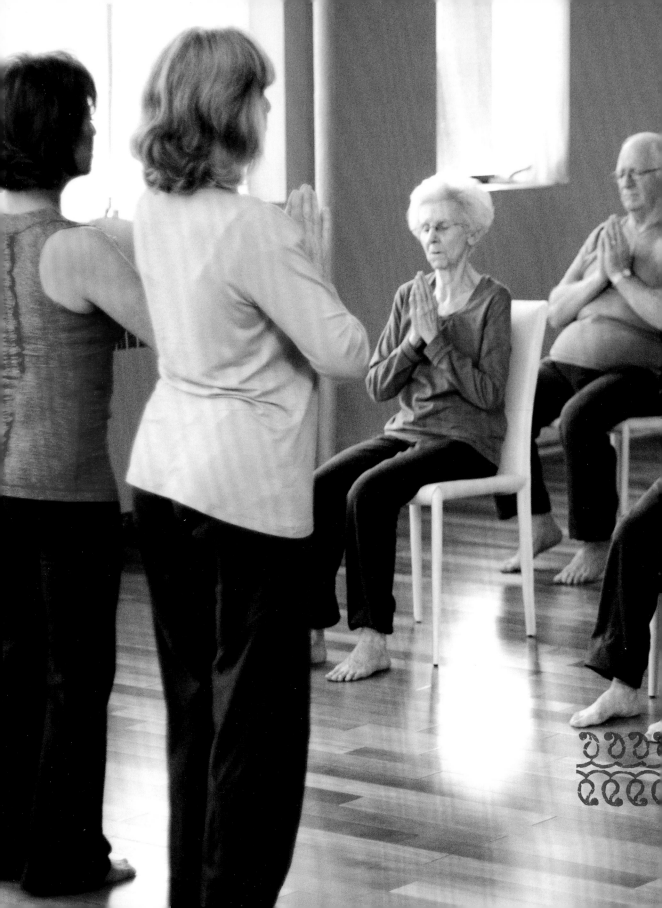

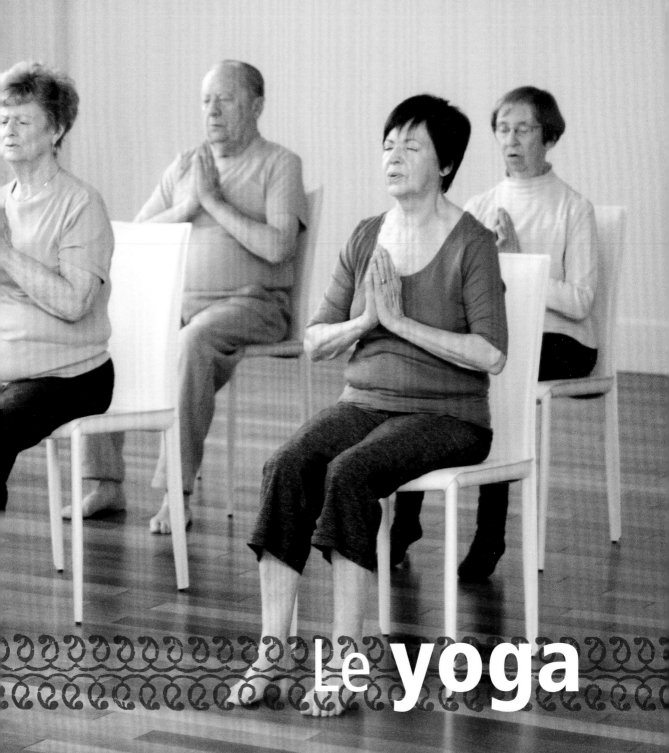

Le **yoga**

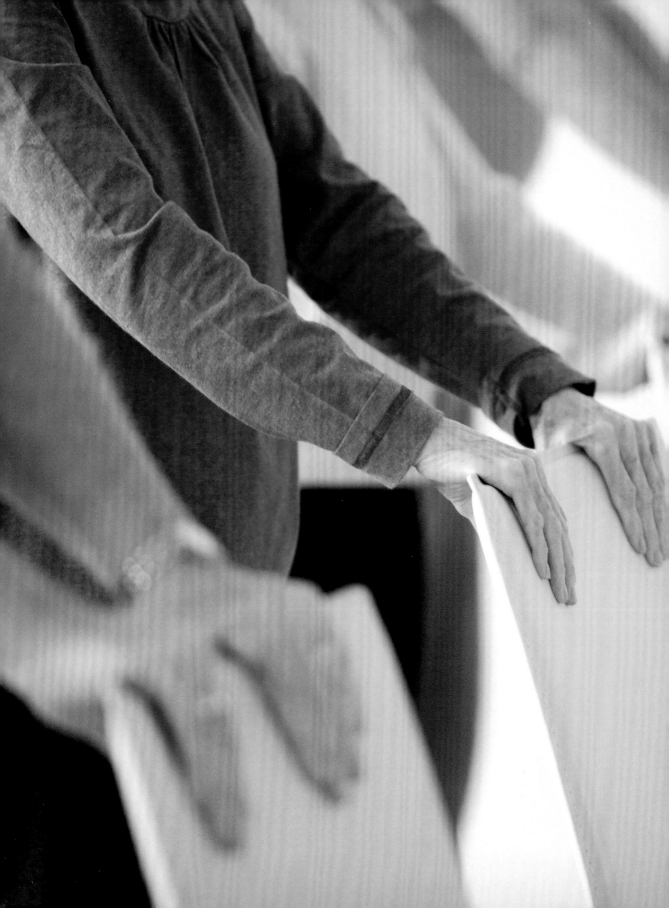

D'OÙ VIENT LE YOGA ?

Qui n'a jamais entendu parler de yoga ? Postures, chant, respiration et méditation sont autant de mots au goût du jour. Le yoga, qui a vu le jour en Inde il y a environ cinq mille ans, est une discipline spirituelle et corporelle dont l'objectif est d'atteindre l'éveil, de libérer l'esprit des limites du corps par la maîtrise du mouvement et du souffle. Diverses pratiques, dont la méditation, les postures, l'étude des textes sacrés, le contrôle des sens, la concentration, les règles éthiques universelles et le service aux autres servent à purifier l'âme et le cœur pour atteindre ce but. Traditionnellement, le yoga était transmis oralement de maître à élève sur une période de douze années. L'élève vivait auprès de son maître, son gourou, qui lui enseignait ces pratiques. Les premiers textes au sujet du yoga ont été écrits par le grammairien Patanjali, au IIe siècle avant Jésus-Christ. Il a laissé des aphorismes[1] qui inspirent les yogis sur le chemin de l'éveil depuis des millénaires.

En Occident, un intérêt pour le yoga commence à se manifester dans les années 1960. Les jeunes font des voyages initiatiques en Inde et en reviennent transformés. Ils découvrent le yoga, qui rejoint les valeurs chères à la jeunesse de cette époque : paix et amour. Souvent, cette discipline est associée à la religion hindouiste, ce qui la rend suspecte pour bien des gens. Pourtant, lorsqu'on lui retire sa coloration religieuse pour laisser transparaître son essence plus universelle, le yoga apparaît comme un système basé sur des valeurs éthiques et morales chères à toutes les nations. Ainsi, on se rend vite compte que le yoga forme un système global intégrant tous les aspects de l'individu : le cœur, le corps et l'esprit. Car, pour avancer sereinement sur le chemin de la vie, nous avons besoin d'être en bonne santé physique, morale et spirituelle. Que l'on pratique ou non une religion, le yoga nous aide à apprendre de nos propres expériences pour améliorer notre vie.

---

1. Un aphorisme est une formule brève qui résume l'essentiel d'une pensée.

LE YOGA COMME HYGIÈNE DE VIE

De grands maîtres se sont succédé pour enseigner le yoga et, parmi eux, Swami[2] Sivananda, né en Inde en 1887. Médecin et yogi, à la fois pragmatique et spirituel, il a consacré sa vie au service de son prochain. Il a publié, entre autres, des articles et des livres sur la santé, plus de trois cents au cours de sa vie. Il explique le yoga en le décomposant en cinq grands points : la respiration, l'exercice physique, l'alimentation, la relaxation, ainsi que la pensée positive et la méditation.

La respiration

La vie humaine commence par une respiration et se termine sur un dernier souffle. La respiration est à la base du yoga. Elle fournit l'oxygène et l'énergie dont le corps a besoin à chaque instant. Améliorer sa respiration, c'est améliorer sa vitalité et son mieux-être.

Nous croyons tous respirer convenablement, puisque nous sommes en vie. Toutefois, l'homme moderne n'utilise que le tiers de sa capacité pulmonaire, se limitant à une respiration superficielle et se privant ainsi de nombreux bienfaits. On n'a qu'à observer la respiration d'un enfant pour constater qu'il gonfle bien ses poumons. Les techniques de respiration réduisent le stress, augmentent l'énergie vitale et permettent d'atteindre de hauts niveaux de concentration. N'oublions pas le rôle des poumons dans l'oxygénation de l'organisme et le rejet des toxines. La respiration profonde apaise le mental. Elle est considérée en yoga comme une voie vers la détente physique, la paix intérieure et l'harmonie. De la simple respiration consciente où l'on se dit mentalement : « J'inspire et je le sais, j'expire et je le sais », à des pratiques plus spécifiques pour approfondir l'état de calme, le souffle nous mène à l'être qui habite notre cœur.

---

2. Un *swami* est un moine qui se consacre à l'étude du yoga.

L'exercice

L'exercice renforce le corps, lui apportant souplesse et stabilité. Les postures de yoga, ou asanas, permettent de stimuler les organes internes et de développer une plus grande conscience du corps. Un des objectifs du yoga est d'allonger la colonne vertébrale, qui se tasse tout au long de la journée et au fil des ans. Cette compression agit sur les nerfs et les disques, causant divers maux et douleurs. Il est également essentiel que les muscles du dos soient tonifiés. Le yoga favorise une bonne posture et améliore l'état de la colonne vertébrale grâce, notamment, à des flexions, à des étirements et à des torsions.

Vivre en harmonie avec son corps, c'est d'abord apprendre à le connaître, ne pas le malmener ni l'agresser, et prendre conscience de ses possibilités et de ses limites. Le yoga recommande une pratique adaptée à chacun, de façon à respecter l'intégrité du corps. D'une posture à l'autre, le yoga sollicite les muscles et les articulations et augmente la vitalité, la force et la souplesse, permettant de rester autonome plus longtemps.

Les postures de yoga offrent l'occasion d'être entièrement à l'écoute de soi. Pendant les exercices, l'attention est orientée vers l'expérience, le ressenti et la respiration. Le yoga invite à la lenteur et à la douceur pour canaliser l'énergie dans une perspective d'harmonisation. C'est un climat où chacun se sent respecté et peut ainsi relâcher ses tensions musculaires et accéder au calme.

Avec la respiration lente et les mouvements tout en douceur, le yoga me permet de me concentrer sur la mobilité de mon corps et d'y apporter une amélioration physique. Je sors de ces exercices de yoga sereine et détendue.

Huguette Brisebois-Éthier, 76 ans (Les Tours Gouin)

L'alimentation

L'alimentation joue un rôle important dans le maintien de la santé et, comme le dit le vieil adage : « Nous sommes ce que nous mangeons. »

S'alimenter sainement peut être agréable et simple et, dans la poursuite de cet objectif, la qualité de la nourriture y est pour beaucoup. Celle-ci doit être fraîche et de bonne qualité pour apporter plus de vitalité. Elle doit être variée et comprendre un peu de tout. Acheter des aliments produits localement et manger biologique s'avèrent de bons choix. Moins un aliment est transformé, plus il fournit d'énergie. Cela dit, tous les aliments, aussi sains soient-ils, produisent des déchets et surchargent l'organisme s'ils ne sont pas bien digérés. Une bonne digestion est donc garante d'une bonne santé. Il faut choisir un mode d'alimentation en accord avec sa constitution et éviter de trop manger. Les yogis conseillent la modération. Ils affirment qu'il est préférable de garder une partie de l'estomac vide pour optimiser la digestion.

La relaxation

La relaxation, à l'opposé du stress, permet au corps de se ressourcer et de se régénérer. Elle devrait faire partie de nos réflexes de base. Elle nous aide à mieux gérer les effets négatifs de la vie moderne et de vivre le moment présent avec une plus grande acuité. Le stress, la maladie du siècle, est causé par des stimuli physiques, émotionnels ou mentaux réels ou perçus comme tels. Les adultes qui subissent un stress important et constant courent plus de risques de développer diverses pathologies, entre autres, l'arthrite, les problèmes de dos, la bronchite, les ulcères d'estomac, la migraine et les maladies cardiovasculaires. De plus, l'âge dit « d'or » comporte malheureusement son lot d'éléments stressants : les amis et la famille disparaissent, et des questions telles que : serons-nous en bonne santé et est-ce que notre famille viendra nous visiter ? nous tracassent. C'est un âge qui nous met face aux grandes questions existentielles, notamment celles qui sont reliées à notre propre mort. Accepter celle-ci exige une réelle prise de conscience. Le souffle et la conscience du corps seront d'une grande utilité pour vivre harmonieusement cette étape.

La relaxation s'installe grâce au relâchement progressif des tensions physiques et mentales de la journée, et de celles qui se sont accumulées durant toute notre vie. Elle favorise une récupération musculaire, réduit les tensions psychologiques et permet de retrouver une bonne vigilance. Une relaxation d'une vingtaine de minutes dans l'après-midi remplace avantageusement la sieste (voir p. 50-51 et 118-121). Il est surprenant et tellement bon de se sentir mieux dans son corps, de découvrir le calme et la paix intérieure. C'est un bonheur indéfinissable à la portée de tous.

La pensée positive et la méditation

La pensée positive et la méditation rappellent l'importance de la connexion entre le corps et l'esprit. L'homme n'est pas perturbé par les choses et les événements, mais par l'opinion qu'il s'en fait. C'est donc sa façon de penser qui détermine sa qualité de vie. Il devient dès lors essentiel d'entretenir des pensées positives grâce à la discipline, à la lecture et à la concentration. Cette pratique est renforcée par la pratique du yoga en groupe. Chaque pensée est une graine qui porte un fruit. Une pensée négative produira un fruit amer, une pensée positive, un fruit sucré. Le mental crée des histoires et des scénarios qui peuvent être la source de grandes souffrances physiques et mentales.

La méditation est très proche de la relaxation. Ces deux pratiques peuvent aussi bien se faire en position allongée (posture habituelle de relaxation) qu'en position assise (posture habituelle de méditation). La relaxation prépare à la méditation en ramenant l'attention sur les sensations corporelles et sur la respiration.

Le fait d'être conscient de sa respiration permet un retrait des sens, soutient la concentration et nous amène à nous abandonner à ce que nous sommes au plus profond de nous. Cela se traduit par une sensation d'expansion, en même temps qu'à un ancrage intense dans l'instant présent. Dans cet état, nous avons conscience de nous-mêmes et de la vie.

De nombreuses études scientifiques ont vanté les bienfaits de la méditation sur la santé et la vitalité. Diverses techniques permettent d'y parvenir, entre autres, le ressenti des sensations corporelles, la conscience de la respiration, la concentration et la visualisation. On peut aussi y arriver en se concentrant sur un mot, un mantra (séquence sonore mystique), une prière ou une image, par exemple. On peut également visualiser des paysages connus et aimés qui ouvrent notre cœur à une sensation de bonheur, imaginer un animal, comme l'éléphant, qui nous communique sa force pour vaincre les obstacles ou encore se laisser absorber par l'amour ou la paix. Ces expériences sont à notre portée, elles débouchent sur un espace créatif de bonheur, un bonheur qui ne dépend que de nous. L'état de méditation se manifeste par la sensation que le temps et l'espace n'existent plus, accompagnée du sentiment que nous appartenons à quelque chose de plus grand, qui nous transporte et nous élève au-dessus des ennuis du quotidien.

Certaines techniques de méditation sont mieux adaptées pour résoudre les petits problèmes que l'on rencontre à un âge avancé. Le travail sur la mémoire, par exemple, permet de rétablir des connexions au niveau du cerveau et de retrouver une partie de la mémoire à court terme. La concentration aide à canaliser la pensée et à parvenir à la paix tant souhaitée.

Les cours de yoga nous enseignent à respirer plus profondément,
à assouplir les articulations, qui deviennent moins raides, à nous détendre
et à nous concentrer sur les bonnes pensées au lieu d'être négatifs...
Le yoga permet de calmer l'esprit au besoin !

JOSÉE FILLION, 66 ANS (ELOGIA)

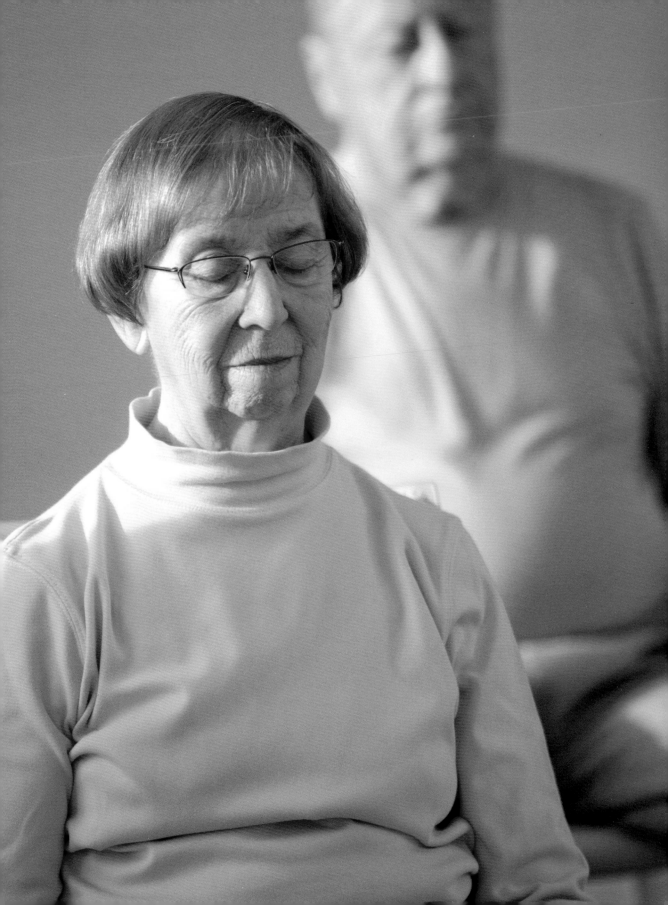

LE YOGA, UNE DISCIPLINE IDÉALE POUR LES AÎNÉS

La distinction entre les exercices conventionnels et le yoga

D'emblée, nous croyons fermement aux bienfaits de l'exercice sous toutes ses formes. Tous les exercices, qu'ils soient cardiovasculaires, d'endurance ou d'équipe, sont bénéfiques. L'important est de stimuler l'organisme pour augmenter sa vitalité. D'excellents programmes existent sur le marché, tels que la série *Vie active*, qui s'inspire de plusieurs disciplines. Les exercices conventionnels mettent l'accent sur le corps, en améliorant le tonus musculaire. La pratique de ces exercices suscite souvent un sentiment de compétition et un désir de performance, contrairement au yoga, qui invite à l'intériorisation, c'est-à-dire que les mouvements sont initiés avec une pleine conscience des sensations. Dans ce processus, la respiration devient notre guide personnel. Par exemple, si elle est ample et confortable, c'est que nous travaillons harmonieusement. Lorsqu'elle est courte, c'est que nous sommes allés au-delà de nos forces, et cela nous indique qu'il nous faut relâcher un peu la posture. Si elle est trop superficielle, cela signifie que nous pouvons pousser un peu plus. Les postures ou asanas travaillent des muscles opposés et stimulent tous les systèmes – vasculaire, immunitaire, musculaire, respiratoire – dans un esprit d'harmonie et non de compétition. Le yoga s'adapte à chacun. Ainsi, une personne moins souple bénéficiera autant d'une posture qu'une personne très souple, qui plie facilement, même si elle semble aller moins profondément dans la posture. Bien qu'il présente des aspects gymniques, le yoga ne peut en aucun cas être confondu avec la culture physique, puisqu'il touche le corps, l'esprit et l'âme. Il apporte santé et vitalité au corps tout en le libérant de ses mauvaises habitudes.

Le yoga, une discipline à part

Le corps change graduellement au fil des ans et ces changements entraînent leur lot naturel d'inconvénients. L'avantage est qu'en avançant en âge chacun dispose de plus de temps pour soi. C'est donc le moment propice pour entreprendre de nouvelles activités et, avant tout, prendre soin de soi, découvrir de nouveaux intérêts, nouer de nouvelles relations. La pratique du yoga est idéale, car elle tient compte des fragilités individuelles, apporte le calme et ouvre l'esprit à de nouveaux projets. C'est un excellent choix pour ralentir le processus de vieillissement et bénéficier d'un regain d'énergie.

Si vous vous référez à l'image acrobatique du yoga véhiculée par les médias, vous devez vous dire : « Ce n'est pas pour moi ! » Rassurez-vous, le yoga s'adapte aux capacités de chacun. Bien enseigné, il tient compte des différences propres à chaque âge. C'est la technique qui est importante, car elle donne des résultats positifs pour tous. L'histoire du yoga compte un grand nombre de personnes qui ont commencé leur pratique à soixante ans et plus, après des carrières professionnelles bien remplies. Aujourd'hui, elles ont quatre-vingt-cinq ou quatre-vingt-dix ans, elles sont en forme et continuent leurs exercices quotidiens.

Toutes les études gouvernementales le confirment, une activité physique adaptée aux capacités de chacun, accompagnée d'une bonne hygiène de vie, peut prévenir la maladie et ralentir le processus de vieillissement.

Les effets bénéfiques attribués au yoga ne relèvent pas d'une découverte récente mais plutôt d'une observation empirique de cette discipline. Le yoga est thérapeutique, il agit en profondeur et retarde ou atténue les effets du temps en donnant un coup de pouce à la nature. C'est un allié dans la prévention des maladies et il complète bien les soins médicaux traditionnels. D'ailleurs, de plus en plus de spécialistes reconnaissent son efficacité. Les bienfaits du yoga se traduisent par un mieux-être général, une plus grande vitalité et permettent de rester autonome plus longtemps. C'est donc une approche positive pour entretenir l'élan de vie et traverser l'âge d'or plus sereinement.

Il est important de bien comprendre cette efficacité. Toutes les pratiques proposées par le yoga permettent de lutter contre les effets de la sédentarité et du stress, donnent de l'énergie et, en même temps, calment le mental. L'alternance tension-détente des muscles et mouvement-repos des articulations dans les exercices favorise l'élimination des toxines de l'organisme. Parmi les postures, certaines agissent de manière spécifique sur les organes, qui sont alors stimulés, et tous les systèmes sont régénérés. Les fonctions ostéo-articulaire, respiratoire, circulatoire, digestive et immunitaire sont nettement améliorées par cet apport d'énergie. Avec cela, comment ne pas être en meilleure forme ?

L'approfondissement de ces pratiques, pour lesquelles seule la régularité est efficace, améliorera concrètement le confort au quotidien et se traduira par plus d'aisance et d'autonomie. Aux exercices physiques s'ajoutent des techniques de respiration, de visualisation, de relaxation et de méditation qui conduisent à renouer avec des richesses plus intérieures.

Le yoga est une activité enrichissante et bénéfique sur les plans physique, psychologique et spirituel. À la sagesse de l'âge, il ajoute une dimension d'épanouissement. Il invite à se détendre, à respecter son rythme, à ouvrir son esprit dans une ambiance positive, chaleureuse et créative, pour mieux affirmer sa joie de vivre.

En vieillissant, on a souvent envie d'être sédentaire, assis devant la télévision pendant des heures. Plus on vieillit, moins on a envie de bouger. Plus on vieillit, plus les exercices sont importants et le yoga est particulièrement bien adapté aux besoins des aînés. J'aime le yoga, car c'est une activité non agressive. Les mouvements sont lents et les moments de méditation nous incitent à rentrer en nous-mêmes en toute sérénité.

MICHELLE TISSEYRE, 92 ANS,
OFFICIER DE L'ORDRE DU CANADA, ET GRANDE DAME DE LA TÉLÉVISION

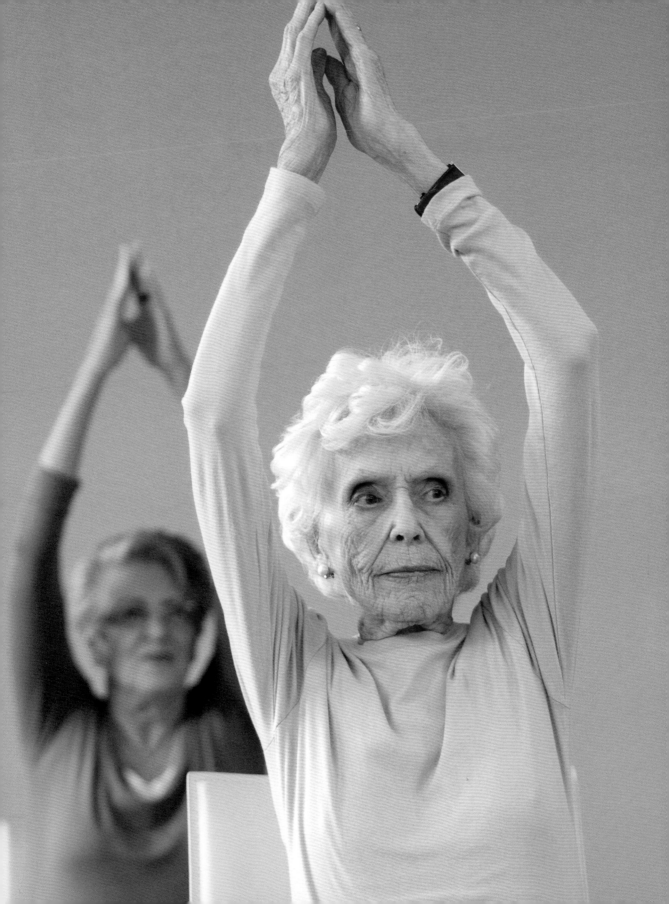

LE YOGA À LA RESCOUSSE DES TROUBLES ASSOCIÉS AU VIEILLISSEMENT

La médecine traditionnelle de l'Inde – inhérente au yoga –, l'ayurvéda, interprète la maladie comme étant le résultat d'une alimentation déficiente et de mauvaises habitudes. Elle préconise de connaître sa nature pour mieux la respecter et conseille des modifications à son style de vie pour éviter la maladie. La pratique du yoga constitue une aide thérapeutique et permet de développer mieux-être et vigilance, afin de pouvoir faire les choix les plus salutaires pour sa santé.

La vieillesse est bien sûr accompagnée de son lot d'inconvénients, mais il ne s'agit pas d'une fatalité, et les bienfaits du yoga sont très utiles pour les atténuer.

Les troubles articulaires

Avec l'âge, les articulations et les muscles s'affaiblissent, particulièrement au niveau des jambes, et cela se ressent dans la marche et l'équilibre. La pratique régulière du yoga renforce les muscles et améliore la souplesse des articulations.

L'arthrose et l'arthrite, par exemple, peuvent diminuer la mobilité des articulations. En dehors des poussées douloureuses, la pratique du yoga est bénéfique et adaptée. Pour ces deux maladies, le mouvement est le meilleur stimulus et des exercices réguliers effectués adéquatement permettent, dans la majorité des cas, de retrouver une bonne mobilité articulaire. Les postures stimulent la circulation du sang dans les muscles et les tonifient. Progressivement, la force musculaire augmente, les articulations s'assouplissent et, en prime, les mouvements deviennent plus amples et plus harmonieux.

Avec l'âge, les courbures naturelles de la colonne vertébrale deviennent plus prononcées et le corps se tasse à cause de l'assèchement des disques intervertébraux. Ce processus sera freiné grâce aux étirements qui sont inclus dans la pratique du yoga. En effet, ces étirements permettent de retrouver des courbes plus naturelles et de se sentir mieux dans sa peau. Des déformations telles que la cyphose (bosse), le dos voûté, ou la scoliose (déviation de la colonne vertébrale dans le sens gauche-droite), peuvent être corrigées.

Les troubles circulatoires

Le cœur subit des modifications physiologiques à cause, en partie, de l'hygiène de vie. Il augmente de volume et doit travailler davantage, car la circulation devient plus difficile du fait que les artères et les veines se dégradent progressivement. Les troubles du système circulatoire sont à l'origine de l'hypertension et des problèmes cardiaques.

Les postures dynamiques, comme la Salutation au Soleil, stimulent la circulation sanguine, entretiennent et protègent le cœur, lui permettant de mieux supporter le poids des années. La respiration alternée, la relaxation et la méditation sont excellentes pour apaiser les émotions fortes, qui peuvent endommager le cœur. Toutes les postures de yoga favorisent une meilleure respiration en éliminant les tensions qui emprisonnent la cage thoracique. Cela signifie un plus grand apport d'oxygène, plus d'énergie, plus de vitalité, et le cœur est le premier à en bénéficier. Étant plus fort, sa performance s'en trouve nettement améliorée.

Le yoga pour les aînés a été pour moi comme une fontaine de jouvence. J'ai appris à mieux respirer, à mieux me concentrer et à avoir un meilleur équilibre. J'ai, de plus, appris à méditer, seul ou en groupe, pour éliminer les pensées négatives et pour mieux apprécier la vie. Je le conseille donc à tous les aînés.

GEORGES LAPLANTE, 78 ANS (MANOIR POINTE-AUX-TREMBLES)

Les troubles osseux

Les os se modifient durant toute la vie, mais à partir de cinquante ans, la masse osseuse diminue. Ce processus est d'ailleurs accéléré par la ménopause chez la femme. Ajoutons à cela que les pieds deviennent plus fragiles et douloureux avec le temps, ce qui augmente d'autant les risques de tomber. En préservant la résistance osseuse et la densité des os, le yoga permet de lutter contre l'ostéoporose. De plus, il accroît la force et la souplesse musculaires, c'est donc un allié doublement précieux pour la prévention des chutes.

Les troubles du sommeil

Qu'il s'agisse d'insomnie ou d'hypersomnie, les troubles du sommeil ont tendance à s'accentuer avec l'âge. Avec le temps, les cycles du sommeil se modifient. Le besoin de dormir est moindre et les réveils nocturnes, plus fréquents. Le meilleur remède pour avoir un sommeil réparateur est, encore une fois, de faire de l'exercice. L'expérience démontre qu'il permet de dormir mieux et plus longtemps. De plus, certaines postures pratiquées avant le coucher, apaisent et contribuent à éliminer les tensions. Des exercices respiratoires favorisent aussi la détente en vue d'une bonne nuit de sommeil.

Je me félicite de m'être inscrite aux cours de yoga, cela m'a apporté beaucoup de bienfaits. Je dors mieux grâce à la respiration et à la relaxation que je contrôle un peu plus. Cela se fait doucement, avec le temps.

JEANNE D'ARC COLLIN, 83 ANS (ELOGIA)

Les troubles digestifs

Le vieillissement affecte également la digestion, qui peut devenir problématique chez certains. Or, elle s'améliore si on active l'organisme. Elle est d'ailleurs facilitée par la marche au grand air après les repas, ne serait-ce qu'un petit quart d'heure. La pratique du yoga a également un effet stimulant sur le système digestif et le transit intestinal, ainsi que sur les fonctions hépatique et rénale. Les postures qui agissent au niveau de la colonne vertébrale favorisent également une bonne digestion.

À soixante-sept ans, j'ai découvert le yoga. Avec beaucoup de patience et de pratique, j'ai appris à mieux me concentrer et j'arrive à tenir différentes poses qui demandent de l'équilibre. J'aime bien le calme et le bien-être qu'apporte la respiration yogique. Le yoga me demande une bonne dose d'humilité et j'en retire de grands bienfaits. Plus jeune, j'étudiais la musique et alors, c'était la musique avant toute chose. Aujourd'hui, à soixante-quinze ans, je poursuis mes cours avec Carole Morency, un excellent maître. Et, vive le yoga! Namaste!

LISE PLANTE, 76 ANS

Mon expérience du yoga remonte aux années où il n'était pas à la mode. J'affirme que j'ai grandement profité de ses bienfaits au cours de ma vie. Le miracle du yoga, c'est de nous perméabiliser aux forces de la santé et de la vie qui sont en nous. Le yoga me permet, malgré l'arthrose, l'ostéoporose et les troubles thyroïdiens, de fonctionner sans chaise roulante. Il me donne la joie et le bonheur que procure la souplesse mentale et physique pour bien fonctionner au quotidien. Comme le disait Sivananda, une once de pratique vaut une tonne de théorie.

THÉRÈSE PLOURDE, 80 ANS (ELOGIA)

Les troubles du système nerveux

Avec l'âge, le système nerveux peut être fragilisé et la mémoire, devenir défaillante. Le yoga agit sur tout le système nerveux et permet entre autres de renforcer le système parasympathique, dont la fonction est de détendre et de rééquilibrer les effets des émotions. Les mouvements doux, la respiration synchronisée et la visualisation viennent à bout des soucis et de l'anxiété, et permettent d'instaurer un état de calme.

La mémoire va rester active grâce à de nouvelles activités qui sollicitent les neurones et les tonifient. Des exercices de yoga spécifiques sont prévus pour développer la concentration et la mémoire. Les routines et les exercices de visualisation sont très efficaces et les résultats, étonnants, confirment l'adage qui dit que la maladie commence « entre les deux oreilles ». Le yoga facilite l'apaisement du mental grâce à des techniques appropriées de visualisation et d'hygiène mentale qui ont des répercussions directes sur l'organisme et la santé.

Chez les personnes souffrant de la maladie de Parkinson ou d'Alzheimer, les exercices sont continuellement adaptés aux capacités physiques de la personne, et toujours modérés. Au fil des semaines, les progrès sont vraiment visibles et gratifiants pour ces participants, qui ressortent de la pratique détendus et plus heureux.

Le yoga me permet de prendre contact avec les différentes parties de mon corps et m'aide à vivre le moment présent. C'est un antidote contre la dépression qui accompagne souvent les personnes âgées. Comme je dessine et crée des bijoux, je passe de longues heures assise. Faire de l'exercice est essentiel à mon bien-être. Je suis maintenant plus en forme que je ne l'ai jamais été.

DENISE LAFAILLE, 78 ANS (MANOIR DE LA GIRAUDIÈRE)

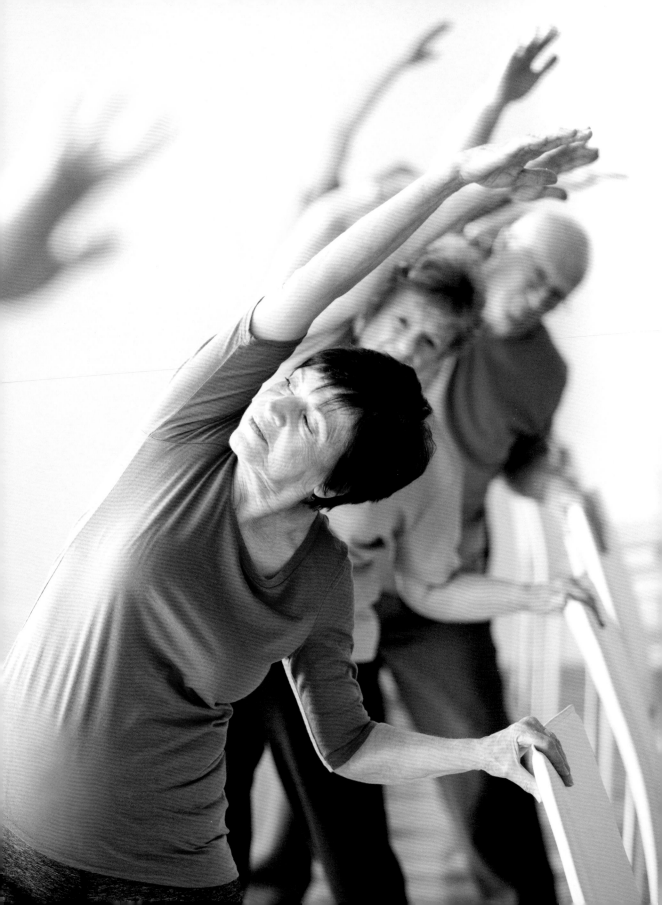

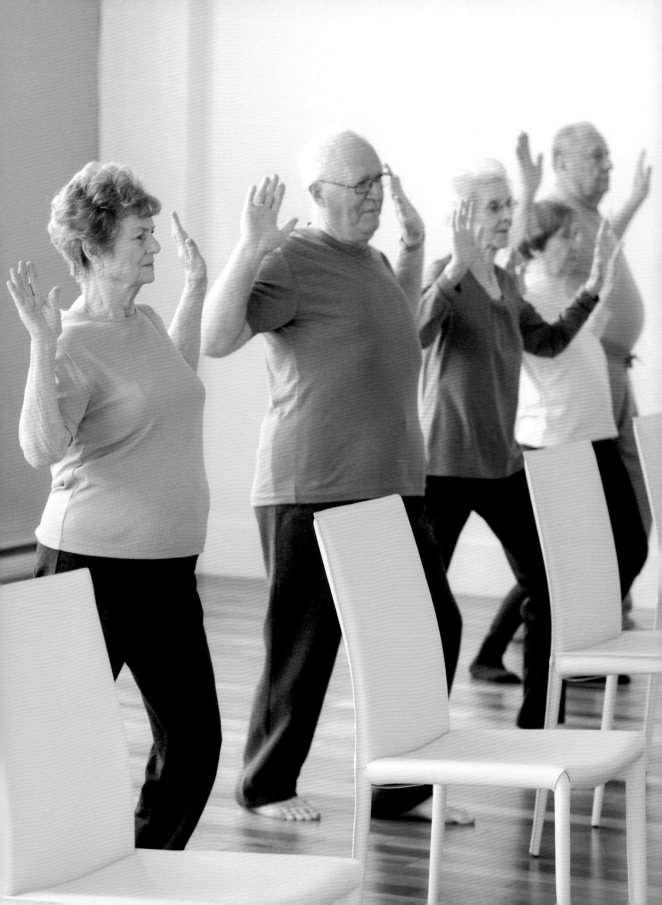

LE YOGA, UNE DISCIPLINE MULTIDIMENSIONNELLE

Le yoga est une activité enrichissante et bénéfique, tant sur le plan physique que psychologique et spirituel. À la sagesse de l'âge, il ajoute l'épanouissement. Il invite à se détendre, à respecter son rythme et à ouvrir son esprit dans une ambiance positive, chaleureuse et créative, pour mieux affirmer sa joie de vivre.

Le yoga rappelle qu'il est possible de ralentir le processus de vieillissement en prenant soin de soi. Après une vie active où le travail a occupé une place prédominante, c'est le moment tant attendu de s'offrir un espace pour tenir compte de ses propres besoins et les satisfaire. Un espace de légèreté pour communiquer, partager, rêver, rire, chanter et se détendre. Pas si facile lorsque l'on s'est oublié pendant des années! Le retour à soi est nécessaire et le yoga peut nous aider dans cette démarche.

Tout devrait s'organiser autour de notre bien-être, de nos intérêts et des êtres chers qui nous entourent. La santé est notre bien le plus précieux. Les exercices de yoga pratiqués avec régularité permettent de retrouver cet état d'équilibre qu'est la santé. Pour y parvenir, on accorde une attention toute particulière à notre alimentation, car, si elle est adaptée à nos besoins, elle conduit à une bonne digestion et à une élimination efficace. Parallèlement, la pratique régulière du yoga agit en profondeur, renforçant le corps et améliorant l'autonomie. La méditation prolonge l'effet thérapeutique du yoga, stabilise le mental, établit la paix. N'oublions pas le contact avec la nature qui favorise un apport régénérateur d'oxygène et d'énergie. Il y aura parfois des hauts et parfois des bas dans la pratique, mais avec un peu de persévérance, les améliorations se feront sentir à coup sûr.

Avec l'âge, les points de repère changent, la vie quotidienne n'est plus rythmée par le travail, le temps s'écoule différemment, une nouvelle vie commence où tout est possible et pour le mieux. C'est l'occasion de se poser de vraies questions, d'aller à la rencontre de soi-même, de renouer avec des richesses plus intérieures et de vivre, ne serait-ce que quelques secondes à la fois, un état de paix et de joie profonde.

La vieillesse invite à l'intériorisation. C'est un retour à soi, une recherche d'activités douces, un baume pour le corps et pour l'âme. C'est le moment d'être une personne-ressource et de partager son expérience avec les autres. Avec le temps qui passe vient un certain détachement qui libère un espace intérieur, qui invite à se relier à plus grand que soi et qui ouvre le cœur à une quête spirituelle que chacun effectue selon ses propres valeurs et croyances.

J'ai été camionneur pendant trente-cinq ans. Je n'ai jamais fait d'exercice en gymnase. À ma retraite, j'ai eu l'opportunité de m'inscrire à différentes activités. Je souffre de maux de dos, de douleurs aux genoux et de raideurs aux articulations. Au début, je me suis présenté aux cours d'aquaforme, mais les douleurs aux genoux s'amplifiaient et mes pulsations cardiaques bloquaient à 102. Puis, je me suis inscrit aux cours de yoga. Après cinq séances, mon mal de dos a disparu, plus de douleurs aux genoux et mes articulations sont devenues silencieuses. Elles ne semblent plus sortir d'une boîte de céréales. Chaque fois que nous apprenons un nouveau mouvement, on nous explique son effet sur les articulations ou sur les muscles. Cela rend le cours intéressant et nous pouvons répéter ces exercices à notre appartement durant la semaine pour augmenter notre endurance et notre flexibilité.

JEAN-PIERRE PELLETIER, 66 ANS (LES TOURS GOUIN)

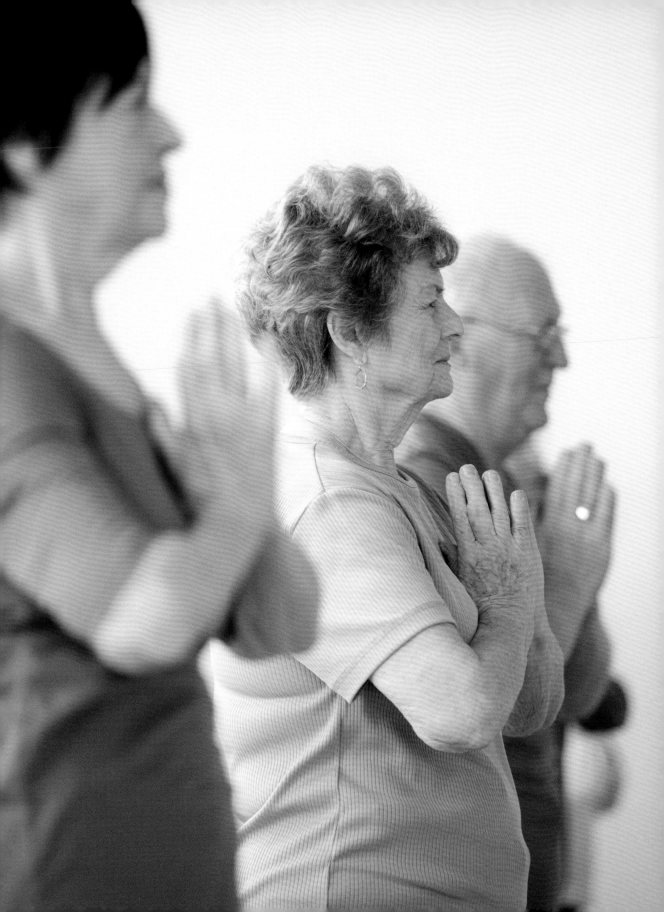

LES RUDIMENTS DE LA PRATIQUE
ET MISES EN GARDE

Avant de commencer

Un des avantages du yoga est qu'il requiert peu d'accessoires. Ici, les objets coûteux et les vêtements stylisés ne sont pas nécessaires. En fait, l'outil principal est votre corps. Souple ou raide, celui-ci progressera à son rythme, selon ses besoins. Le deuxième outil se trouve entre vos deux oreilles : la curiosité et la disponibilité. Dans le yoga adapté, une chaise constitue votre troisième outil. Et, pour terminer, le quatrième outil est votre professeur ou votre guide.

Portez des vêtements amples et souples. Le coton est le tissu le mieux adapté. En effet, c'est une fibre naturelle qui vous procure plus de confort.

Il est préférable de faire les exercices pieds nus, mais vous pouvez porter des chaussettes, antidérapantes de préférence.

La chaise que vous choisissez devra être solide et stable et, si possible, sans accoudoirs, pour une plus grande liberté de mouvement.

Pour les exercices au sol, choisissez un tapis de yoga ou d'exercices.

Si vos pieds ne touchent pas le sol lorsque vous êtes assis sur la chaise, munissez-vous d'un annuaire téléphonique ou d'un petit bloc de bois.

Si vous souffrez de maux de dos, placez un coussin entre votre dos et le dossier de la chaise.

Traditionnellement, les yogis pratiquent les postures tôt le matin, à jeun. Comme ils exécutent des poses complexes qui massent en profondeur les organes internes, ils ont avantage à travailler l'estomac vide. Vous pratiquez ici un yoga adapté à vos besoins, à votre horaire. Comme les articulations sont parfois douloureuses au début de la journée, une séance l'après-midi convient très bien aux aînés, les articulations étant échauffées par la mise en train de l'avant-midi. Toutefois, certaines personnes préfèrent s'adonner au yoga le matin, pour profiter tout au long de la journée de ses effets bénéfiques et du sentiment de paix qui s'installe après la pratique. C'est un choix qui revient à chacun. Peu importe le moment de la journée que vous choisissez, il est conseillé d'attendre deux heures après un repas avant de commencer une séance. Avec un estomac lourd, vous risquez d'éprouver des malaises ou de passer à côté de certains des bienfaits de votre pratique.

Quelques mois avant mon arrivée à la résidence Elogia, j'ai été profondément ébranlée par le décès subit de mon amoureux. Lors de mon déménagement en août 2009, j'étais déstabilisée émotionnellement et physiquement. Cela se manifestait surtout par le manque de sommeil, des pertes d'équilibre accompagnées d'étourdissements et des problèmes de concentration. Heureusement, j'ai eu la bonne idée de m'inscrire aux cours de yoga donnés par Carole à l'automne 2009. C'est là que j'ai appris graduellement à respirer plus profondément, à revigorer toutes les parties de mon corps tout en les détendant, et à lâcher prise face aux épreuves incontournables de la vie. Avec ma pratique du yoga, j'ai retrouvé tout doucement ma concentration, mon équilibre physique et émotif. Il y a encore place à amélioration et c'est pourquoi je vais poursuivre ces cours aussi longtemps que possible.

DENISE CRÊTE, 81 ANS (ELOGIA)

Mises en garde

Le yoga sur chaise propose des postures modifiées accessibles à la majorité des gens. Toutefois, veuillez consulter votre médecin afin de vous assurer que votre condition physique vous permet d'entreprendre cette forme d'exercice.

Afin de réduire les risques de blessures, ne forcez jamais durant un exercice. Si vous ressentez de la douleur ou un inconfort lorsque vous êtes dans une posture, arrêtez-vous immédiatement et consultez votre médecin.

Dans tous les cas, respectez les limites de votre corps. Ne le poussez pas au-delà de ses capacités. Il existe plusieurs variantes à chacune des postures. Dites-vous que même si votre mouvement vous semble infime, vous en retirez des bienfaits. Si vous ressentez une douleur légère, reculez d'un degré. Si elle persiste, consultez un médecin.

Soyez patient, votre corps est votre allié le plus précieux.

Les personnes cardiaques ou atteintes de cancer peuvent profiter du yoga adapté sans inconvénients. Si vous avez des problèmes cardiaques, évitez toutefois de lever les bras au-dessus de la tête.

Il est préférable d'être prudent et de demander conseil à un professeur de yoga pour aînés expérimenté si vous souffrez d'une maladie.

En cas de glaucome, assurez-vous que votre tête demeure toujours plus haute que votre cœur.

Il est essentiel de vous reposer dès que vous en ressentez le besoin. Le yoga ne promet pas de guérir tous les maux, mais il vous aidera à mieux vivre votre quotidien.

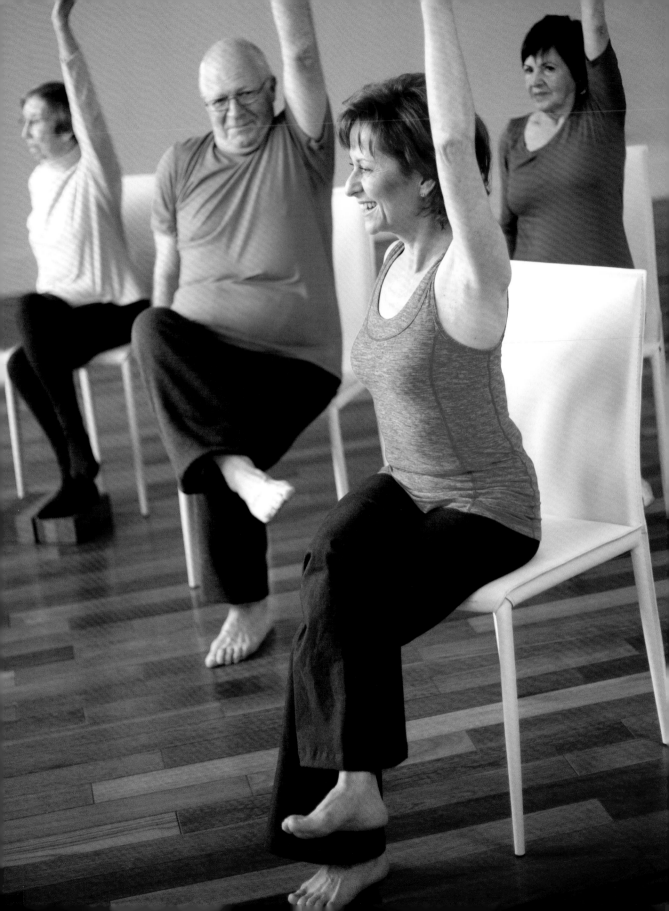

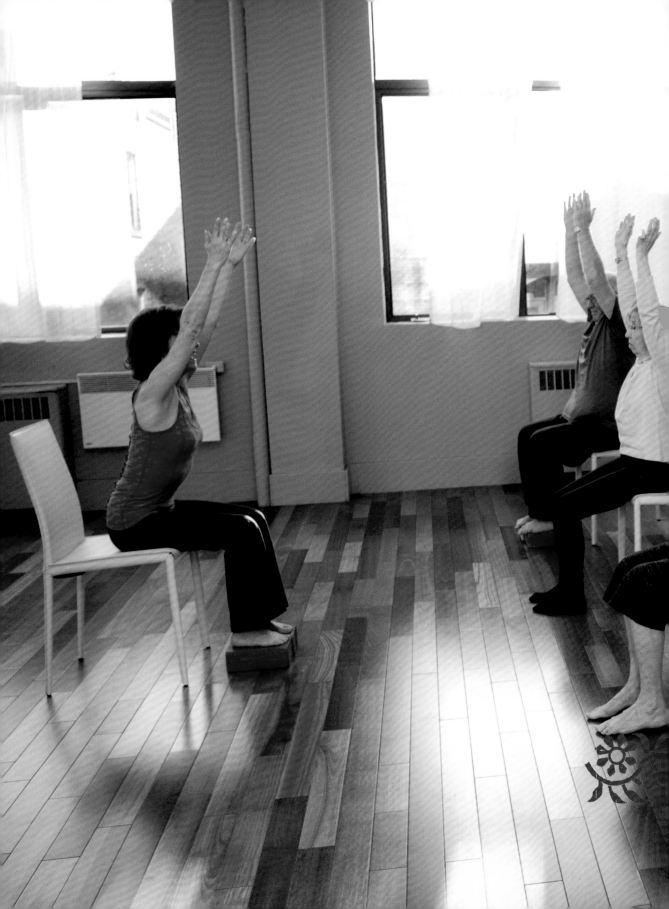

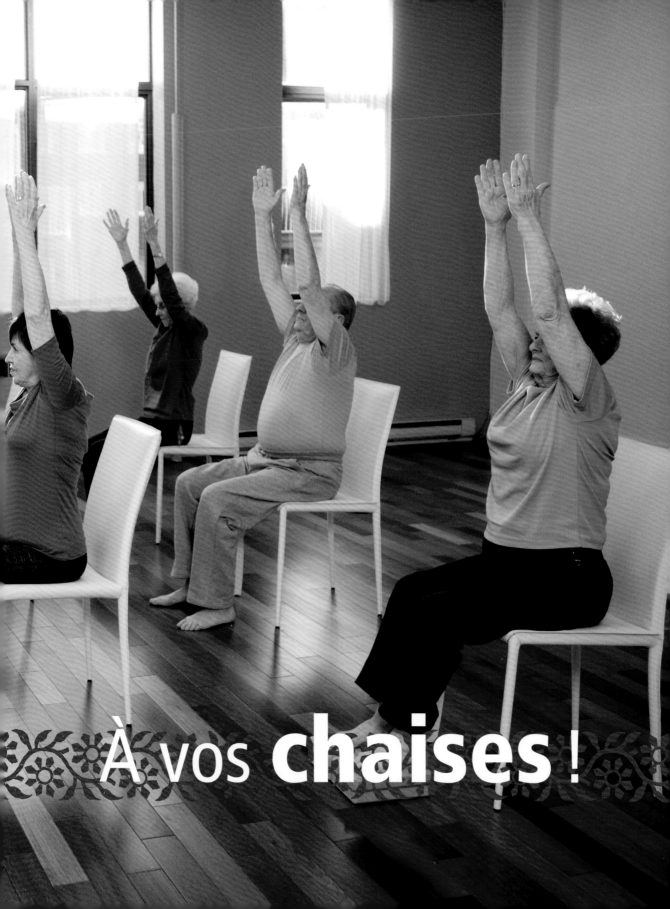

À vos **chaises** !

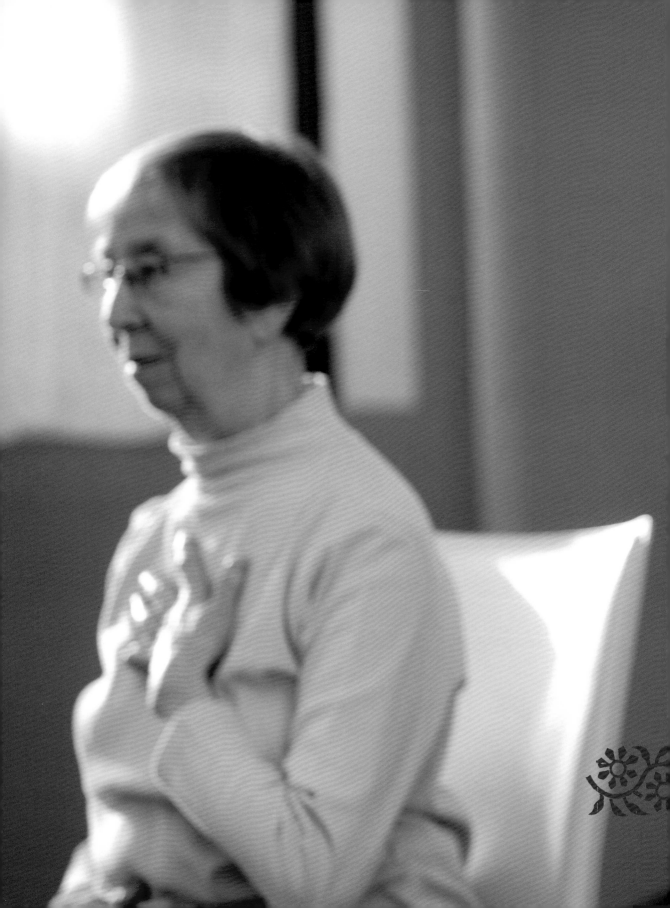

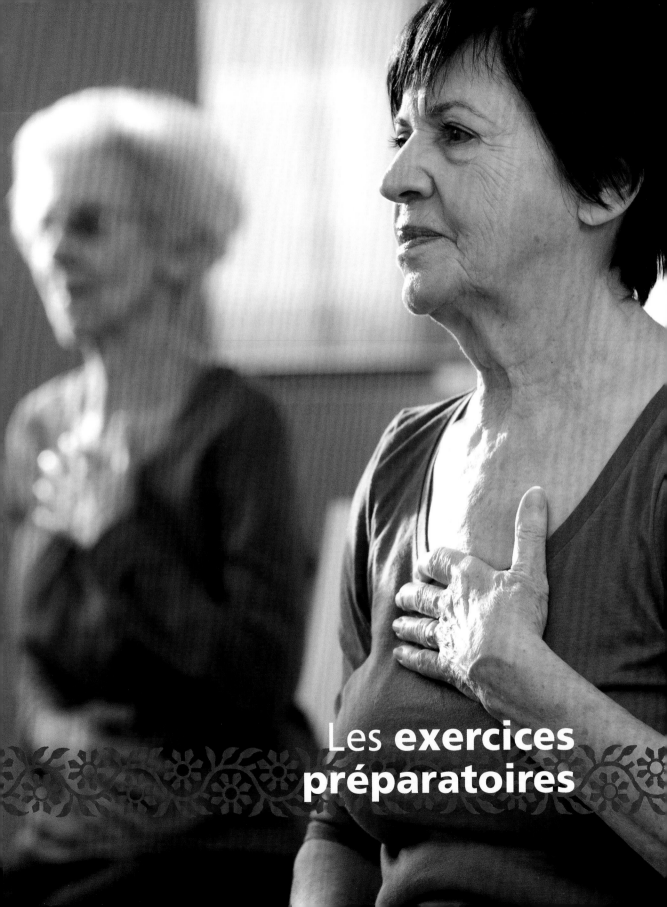

Les **exercices**
préparatoires

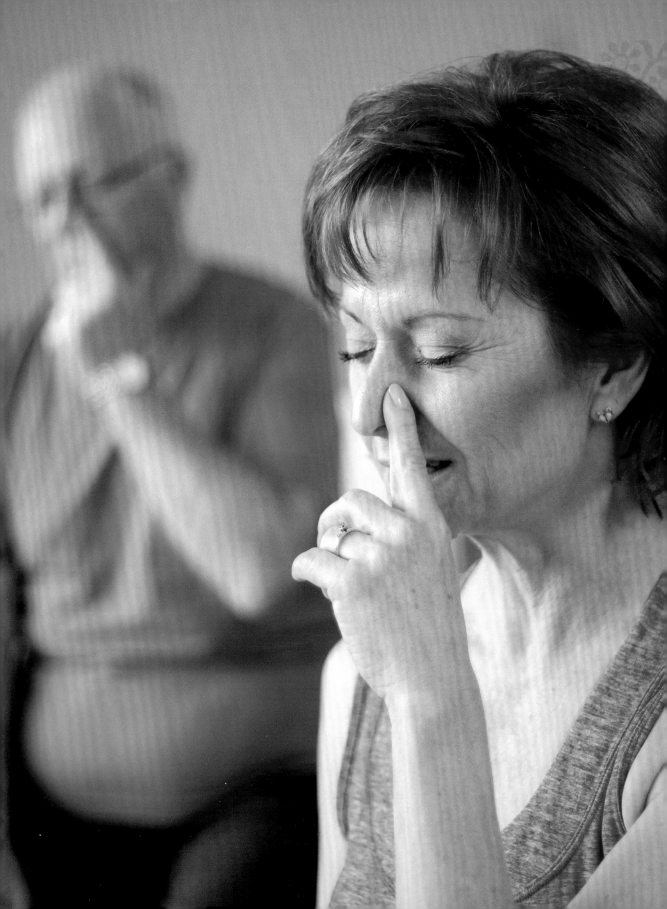

La série d'asanas – ou postures – proposées dans ce livre ont été choisies pour leur facilité d'exécution et leurs effets bénéfiques sur le corps et sur l'esprit. Les postures sont faciles à assimiler et conçues pour apporter un maximum de bienfaits. Elles aident à prendre conscience du corps, améliorent la qualité de la respiration, font travailler la colonne vertébrale, renforcent la musculature et favorisent la mobilité des articulations. Cette série d'asanas a été testée dans de nombreuses résidences pour aînés, et la majorité des participants exécutent les postures sans inconfort. N'oubliez pas : apprendre à respecter les limites de son corps fait aussi partie du cheminement. L'enchaînement complet de toutes les postures dure environ une heure, tout dépendant de votre rythme personnel. Vous pouvez raccourcir votre séance lorsque vous êtes plus occupé. Par exemple, trois ou quatre cycles de Salutations au Soleil peuvent vous mettre en train pour vos activités. Les mouvements articulaires et les respirations peuvent et devraient être pratiqués tous les jours. Une petite torsion au cours de la journée soulage le dos et donne un regain d'énergie.

Parfois, le simple fait de visualiser une posture apporte déjà de grands bienfaits. Il est toujours bénéfique de respirer profondément si une posture semble trop difficile.

LA DÉTENTE

Pour bien démarrer la séance, il est important de prendre conscience de son corps et de prendre le temps d'en sentir chaque partie. Lisez la page suivante en entier avant de commencer. Ici, nous faisons appel à l'auto-suggestion.

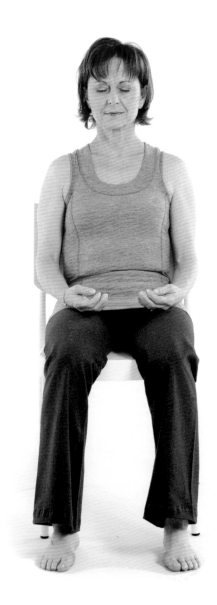

Bien assis, laissez tout le poids de votre corps se déposer sur votre siège.

Sentez votre dos bien appuyé contre le dossier et prenez conscience des points de contact de votre corps avec la chaise. Faites la même chose pour les cuisses.

Puis, laissez tout le reste de votre corps devenir très lourd, aussi lourd qu'une pierre.

Concentrez-vous sur vos pieds, puis dites-vous mentalement : « Je détends mes pieds, mes pieds se détendent. » En faisant glisser votre attention des pieds à la tête, passez en revue chaque partie de votre corps et détendez-la. N'en négligez aucune : les pieds, les jambes, les fesses, le dos, le ventre, les épaules, les bras, les doigts, le cou et la tête.

Ensuite, portez attention à votre respiration. Prenez conscience de votre souffle. Est-il long, court, ample ? Concentrez-vous sur l'air qui entre par vos narines.

Si vous êtes attentif, vous remarquerez que l'air est plus frais à l'entrée des narines. Concentrez-vous sur l'inspiration et sur cette fraîcheur pendant au moins dix inspirations. Jusqu'où pouvez-vous sentir la fraîcheur ?

Puis, remarquez comme l'air est plus chaud à la sortie des narines. Cette fois, maintenez votre attention sur l'expiration et sur cette sensation de chaleur pendant au moins dix expirations. Sentez-vous combien cette chaleur détend tout votre corps ?

À présent, amenez alternativement votre attention sur la fraîcheur de l'inspiration et la chaleur de l'expiration. Faites au moins dix cycles : inspiration/fraîcheur, expiration/chaleur.

Progressivement, revenez à une respiration plus naturelle. Observez comme l'esprit s'est apaisé et comme le corps s'est détendu. Vous êtes maintenant prêt pour la suite.

LA POSTURE DE LA MONTAGNE ˇ TADASANA

Cette première posture sur chaise sera votre posture de base. Avant d'entreprendre une technique de respiration ou une nouvelle asana, vous devez
revenir à la posture de la Montagne. Elle sera votre guide, la base de toutes
les postures et assurera les transitions entre celles-ci. Une posture alignée
correctement exige un effort constant et oblige à rester conscient de toutes
les parties du dos. Il est essentiel que tous les muscles qui soutiennent la
colonne vertébrale soient actifs et remplissent leur fonction de stabilisation
et de soutien. Cette simple asana améliore l'équilibre, la posture générale
et la conscience de tout le corps.

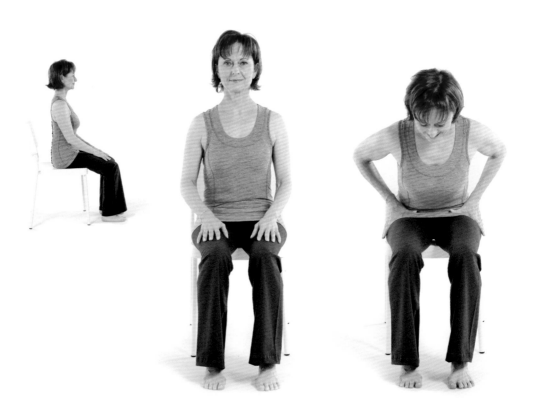

Assoyez-vous sur une chaise. Placez un bloc ou un annuaire sous vos pieds s'ils ne touchent pas le sol.

Laissez un espace entre votre dos et le dossier.

Avancez-vous sur le siège, jusqu'à ce que vos pieds reposent à plat sur le sol.

Assurez-vous que vos pieds sont bien parallèles et écartés à la largeur des hanches (une ouverture des pieds vers l'intérieur ou vers l'extérieur peut nuire aux hanches et aux genoux).

Les chevilles sont placées directement sous les genoux. Ces derniers forment un angle droit avec les cuisses/fémurs, et les épaules se situent directement au-dessus des hanches.

Basculez un peu le bassin vers l'avant en contractant légèrement les fessiers.

Poussez le nombril vers la colonne vertébrale pour engager la région abdominale et ainsi activer votre centre.

Placez les pouces sur les aines puis penchez-vous vers l'avant pour vous assurer que vos pieds et vos genoux sont bien alignés et replacez-les au besoin, puis redressez-vous et posez les mains sur les cuisses.

Prenez conscience des points de contact à la base des gros et des petits orteils et observez comment ce contact engage le corps.

Rapprochez les omoplates en ramenant légèrement les épaules vers l'arrière. Détendez les épaules et rentrez légèrement le menton, tout en étirant l'arrière du cou.

EXERCICES DE RESPIRATION ⌄ PRANAYAMAS

La respiration yogique

La respiration yogique, qui comporte trois parties, vous permettra de développer votre capacité respiratoire, tout en augmentant l'apport d'oxygène et d'énergie à vos cellules. À l'inspiration, vous prenez vitalité et énergie. À l'expiration, votre stress diminue et vous relâchez les tensions et expulsez des toxines. Tout au long de ce *pranayama*, ou exercice de respiration, soyez attentif à votre posture de la Montagne. Votre corps est-il bien aligné ? Êtes-vous bien détendu ? Votre mâchoire est-elle décontractée ? La respiration en trois parties comprend une respiration diaphragmatique (au niveau de l'abdomen), une respiration thoracique (au niveau des côtes) et une respiration du haut de la poitrine (au niveau des clavicules).

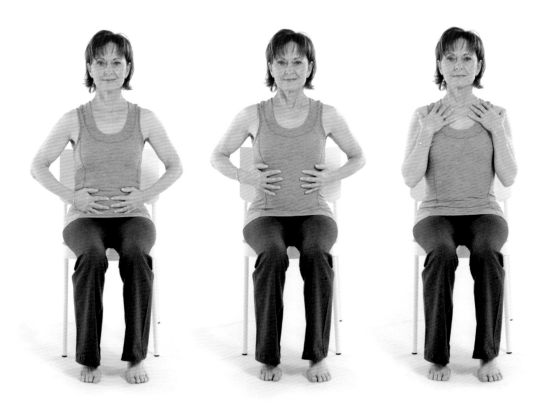

Prenez la posture de la Montagne. Assurez-vous que la colonne vertébrale est bien étirée, tout en gardant le dos détendu.

Posez les mains sur l'abdomen. Inspirez en gonflant l'abdomen et en comptant lentement jusqu'à trois. Puis, expirez en dégonflant l'abdomen et en comptant lentement jusqu'à trois. Répétez trois fois ce cycle respiratoire.

Maintenant, posez les mains sur le thorax. Inspirez en dégonflant seulement le thorax et en comptant lentement jusqu'à trois. Puis, expirez en dégonflant le thorax en comptant lentement jusqu'à trois. Répétez trois fois ce cycle respiratoire.

Pour la troisième partie, placez légèrement le bout des doigts sur les clavicules. Inspirez sans bouger l'abdomen ni le thorax en comptant lentement jusqu'à trois. C'est le haut de la poitrine qui se soulève. Expirez en dégonflant le haut de la poitrine en comptant lentement jusqu'à trois. Répétez ce cycle respiratoire trois fois.

Pour le cycle complet, enchaînez ces trois respirations de façon fluide : inspirez en gonflant le ventre, puis le thorax en écartant les côtes et, enfin, soulevez les clavicules. Expirez complètement : le ventre se dégonfle d'abord, puis les côtes se rapprochent et les clavicules reprennent leur place. Commencez un cycle respiratoire incluant ces trois parties : inspirez en comptant lentement jusqu'à trois, puis expirez en comptant lentement jusqu'à trois.

Exécutez six cycles respiratoires complets.

Avec la pratique, vous pourrez progressivement allonger le temps de l'inspiration et de l'expiration jusqu'à un compte de six.

La respiration de la cheminée

Ce pranayama permet de calmer l'agitation du mental et d'équilibrer les deux hémisphères du cerveau. Les sinus en tireront grand profit et l'esprit en sortira plus calme et plus alerte. Dans le hatha yoga – la forme classique du yoga – la syllabe « ha » représente le Soleil et la syllabe « tha », la Lune. Ces deux énergies se retrouvent dans toute forme de vie. La narine gauche représente l'énergie lunaire et la narine droite, l'énergie solaire.

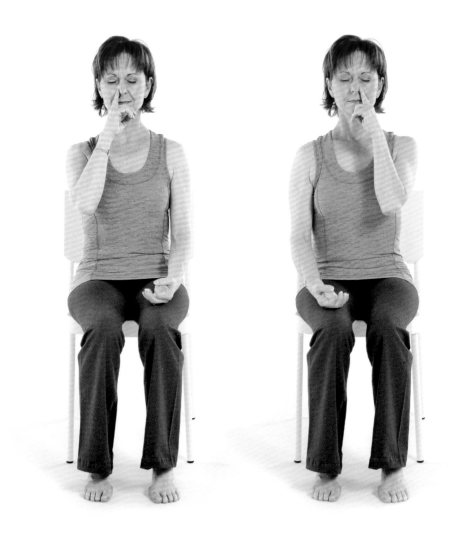

Reprenez la posture de la Montagne, les pieds parallèles formant le chiffre onze, la colonne vertébrale allongée, les épaules légèrement vers l'arrière.

Expirez par les deux narines et videz complètement l'air de vos poumons.

Placez l'index droit sur la narine droite.

Inspirez doucement par la narine gauche en comptant trois temps, puis expirez en comptant trois temps. Faites cinq cycles respiratoires complets avec la narine gauche.

Posez la main droite sur la cuisse et prenez quelques respirations lentes par les deux narines.

Bouchez la narine gauche avec l'index gauche et faites cinq cycles respiratoires avec la narine droite.

Exécutez un nombre égal de respirations avec chaque narine. La main qui repose sur la cuisse devrait être tournée vers le ciel, le bout de l'index touchant le bout du pouce.

> **Il est important de conserver un bon alignement du corps et de respirer avec douceur et lenteur. Un port de tête fier et stable est un gage d'équilibre et de confiance dans la vie de tous les jours.**

EXERCICES POUR LES YEUX

Les yeux nous permettent de voir et de nous situer dans l'espace. Des millions d'images s'y impriment tous les jours, communiquant de l'information qui est analysée par notre mental. Nous utilisons peu les capacités motrices de cet organe, nous contentant de tourner ou de pencher la tête pour voir un objet, ou de balayer légèrement le regard de gauche à droite et de droite à gauche pour lire. Comme pour tous les autres muscles du corps, il est nécessaire de faire travailler les muscles des yeux. En effet, avec l'âge, la vision périphérique rétrécit et les paupières deviennent tombantes. Ces quelques exercices stimuleront les muscles des yeux et amélioreront la vision. Tout au long de ces exercices, gardez la tête stable. De cette façon, seuls les yeux sont sollicités. Entre chaque exercice, reposez vos yeux en fermant les paupières.

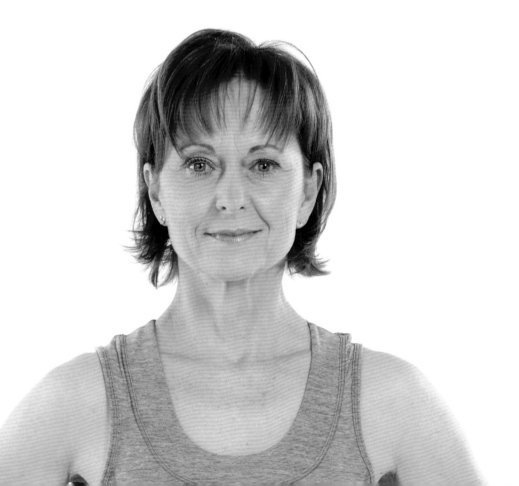

Premier exercice : sans bouger la tête, levez les yeux le plus haut possible vers le ciel, puis abaissez votre regard autant que vous le pouvez vers le sol – toujours sans bouger la tête. Répétez cinq fois ce cycle.

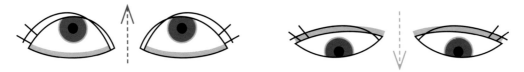

Deuxième exercice : tournez les yeux vers la droite, puis vers la gauche. Regardez le plus loin possible sans bouger la tête. Répétez cinq fois ce cycle.

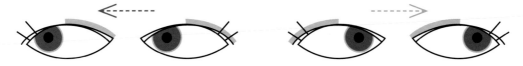

Troisième exercice : levez les yeux en haut à droite, puis dirigez le regard en diagonale en bas, à gauche. Répétez cinq fois ce cycle. Inverser : levez les yeux en haut à gauche, puis dirigez le regard en diagonale en bas, à droite. Répéter cinq fois.

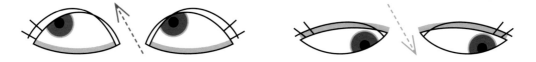

Cycle complet : imaginez une horloge devant vous et regardez le chiffre 12. Faites un cercle avec les yeux en suivant les aiguilles de votre horloge imaginaire. Les deux premiers cercles lentement, les trois derniers plus rapidement. Refaites le même exercice dans le sens contraire.

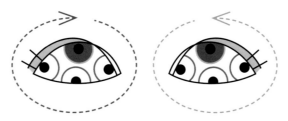

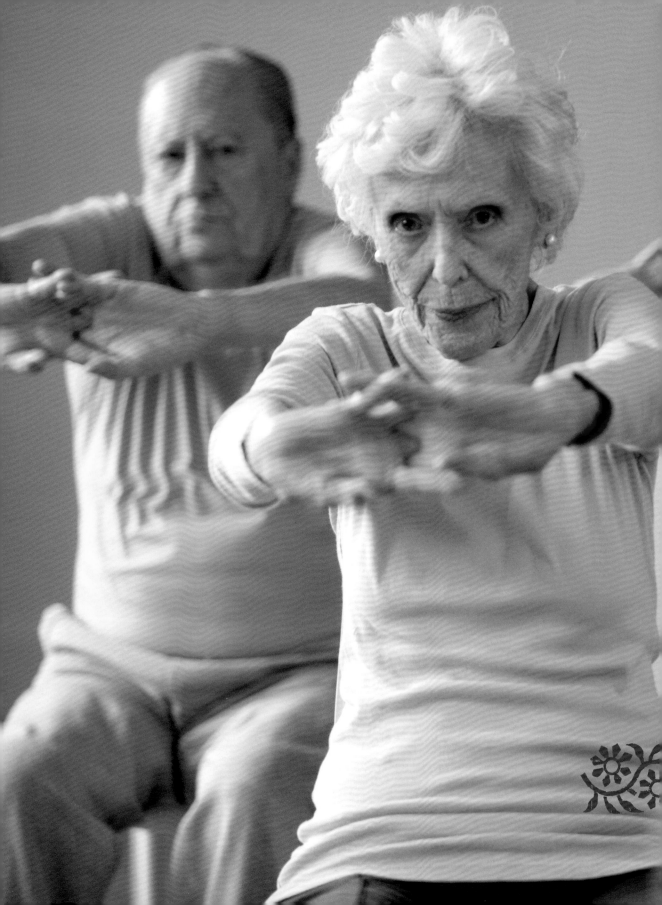

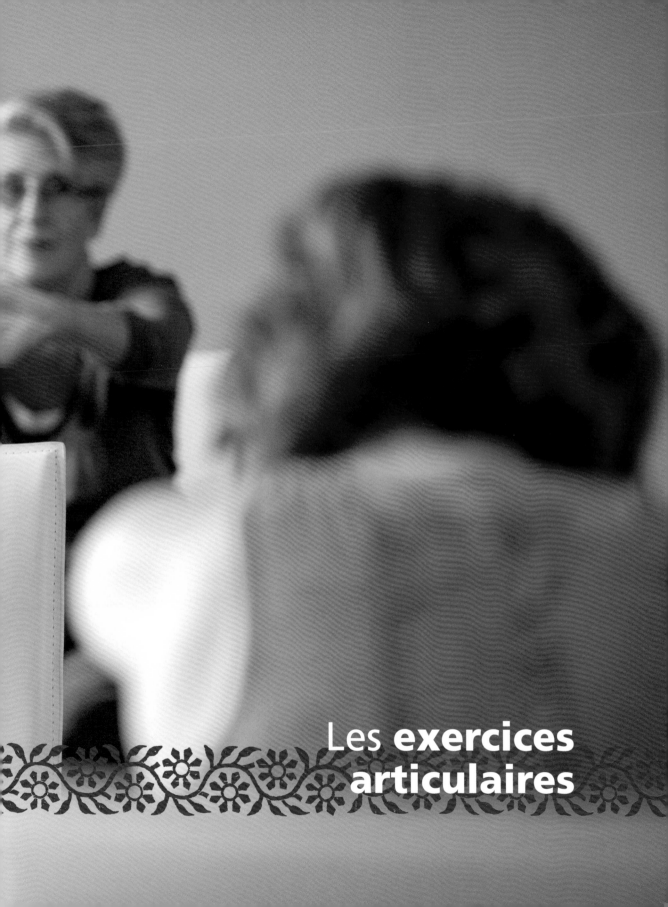

Les **exercices articulaires**

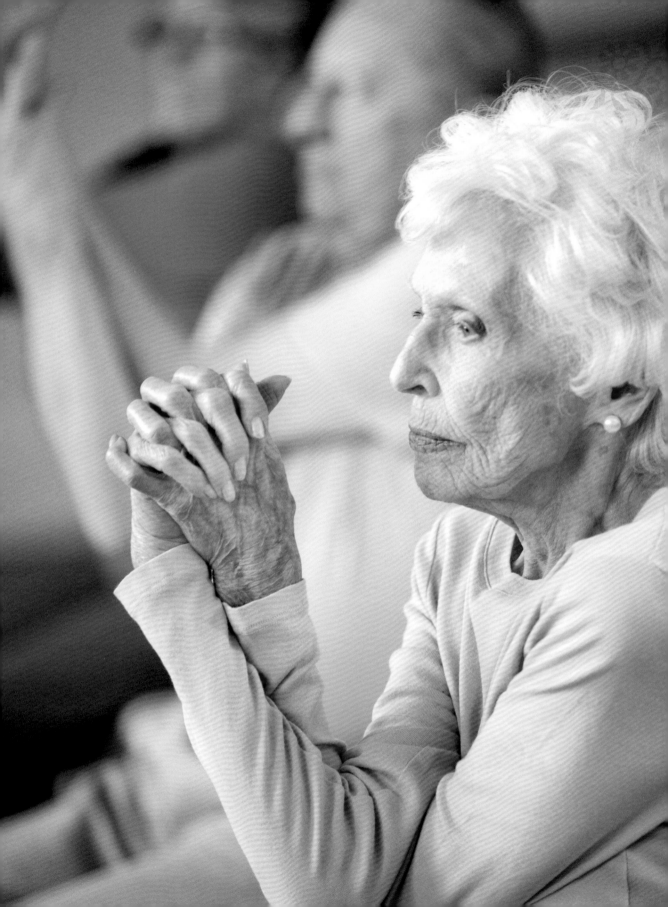

LES EXERCICES ARTICULAIRES ~ PAWANMUKTASANA

Voici probablement la partie la plus importante de votre pratique de yoga. Elle permet d'assouplir jointures et articulations. Les exercices articulaires proposés contribuent à prévenir les crises de rhumatisme et d'arthrite, ils abaissent la tension artérielle et favorisent une bonne circulation. Les articulations donnent au corps sa mobilité, nous permettent de bouger et de nous adonner aux activités que nous aimons. Sans elles, le corps serait aussi rigide qu'une barre de fer. Il faut bouger, bouger et bouger encore, afin de préserver leur mobilité. Beaucoup d'énergie se trouve bloquée dans les articulations. Dans tous les mouvements qui vont suivre, il est primordial de vous concentrer sur la partie qui travaille. Conscience et douceur vous permettront d'atteindre vos objectifs et d'effectuer un travail efficace. Les mouvements qui suivent pourront vous sembler simples et fastidieux. Toutefois, leur pratique sur une base quotidienne contribuera à bien lubrifier les articulations et permettra à l'énergie de circuler librement dans l'organisme. Si vous exécutez vos mouvements avec douceur, dans le respect des limites du corps, ils seront encore plus profitables.

LE COU

Reprenez la posture de la Montagne. Posez les pieds bien à plat sur le sol – rappelez-vous que vous pouvez soit avancer les fessiers jusqu'à ce que vos pieds touchent le sol, soit placer un annuaire téléphonique sous vos pieds.

Assurez-vous que toutes vos articulations forment des angles droits : hanches (bassin-cuisses), genoux (cuisses-jambes), chevilles (jambes-pieds).

Allongez bien le dos. La respiration doit être ample.

Laissez vos mains reposer sur vos genoux, les bras et les épaules détendus.

En allongeant le dos, prenez une inspiration lente et profonde en dirigeant votre attention vers le cou.

À l'expiration, tournez lentement la tête vers la droite, le plus loin possible.

À l'inspiration, revenez au centre puis, à l'expiration, tournez la tête vers la gauche.

Refaites deux autres cycles complets. Faites une pause avant de passer au mouvement suivant.

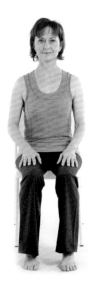 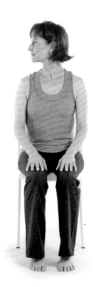 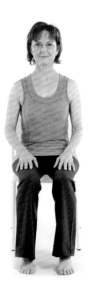 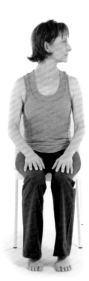

Quand vous êtes prêt, inspirez profondément et, à l'expiration, rapprochez l'oreille droite de l'épaule droite. L'épaule gauche reste basse alors que vous vous concentrez sur l'allongement des muscles du cou. Inspirez et redressez la tête.

Puis, exécutez le mouvement de l'autre côté et répétez deux fois de chaque côté.

Rotation de la tête : à l'inspiration, allongez la nuque et, à l'expiration, tournez la tête vers la droite en dirigeant votre menton vers l'épaule droite en passant par le thorax, puis faites un demi-cercle pour amener votre menton vers l'épaule gauche, en passant par le thorax. Évitez à tout prix de pencher la tête vers l'arrière !

Inversez le mouvement et répétez cet enchaînement à deux ou trois reprises. Redressez la tête et inspirez.

Les vertèbres du cou n'ont pas la même mobilité que des roulements à bille ; évitez de pencher la tête vers l'arrière à plus de 30 degrés.

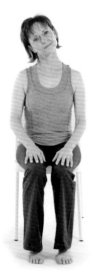 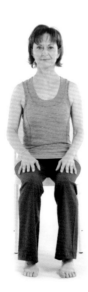 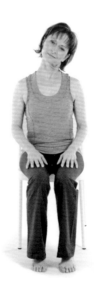 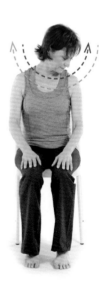

LES ÉPAULES

Nous accumulons beaucoup de stress et de tensions dans la nuque et les épaules. Souvent, ce sont elles qui portent le poids des années et des souffrances. Elles deviennent lourdes et s'affaissent, ce qui entraîne une mauvaise posture, une tension accrue dans le bas du dos et, parfois, des maux de tête. Exécutez les mouvements d'épaules doucement, en prenant soin de respecter vos limites. Le jeu en vaut la chandelle : des articulations plus souples, moins de tensions dans le haut du dos et dans la nuque, une meilleure posture et le soulagement des raideurs arthritiques.

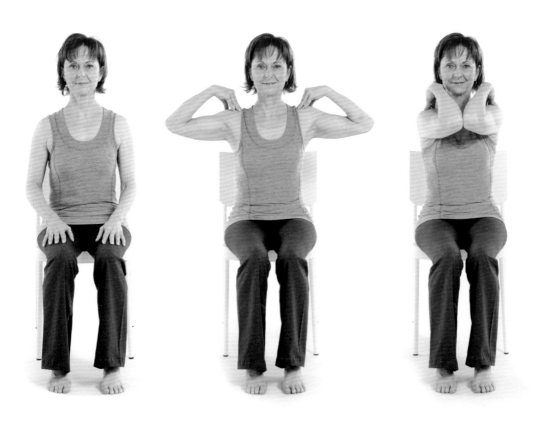

Reprenez la posture de la Montagne. La respiration est calme et le regard, paisible.

À l'inspiration, visualisez l'énergie qui part du centre, la région du cœur, vers les extrémités, tout en élevant les bras en croix, les paumes tournées vers le ciel. À l'expiration, pliez les coudes et placez le bout des doigts sur les épaules.

Prenez une inspiration lente et profonde en ouvrant la poitrine et, à l'expiration, rapprochez les coudes. Tant mieux s'ils se touchent, mais ce n'est pas un but en soi.

À l'inspiration, écartez les coudes.

Refaites quatre fois cet enchaînement en maintenant toute votre attention sur les épaules.

Puis, déposez les mains sur les genoux en respirant doucement.

> Ayez l'habitude de prendre la posture de la Montagne avant tout exercice ou mouvement. Votre corps sera en bonne position pour exécuter vos asanas et, de plus, graduellement, le tonus de votre dos s'améliorera.

LES BRAS

Notre expérience de l'enseignement nous a démontré que tous les mouvements visant les articulations sont essentiels. Toutes les classes de yoga adapté aux aînés incluent ces mouvements. Ils doivent être pratiqués le plus souvent possible : en regardant la télévision, en attendant l'autobus, chez le médecin, etc. Les articulations permettent au corps de bouger, de prendre, de donner et de partager. Par exemple, les bras facilitent la marche et donnent plus de liberté.

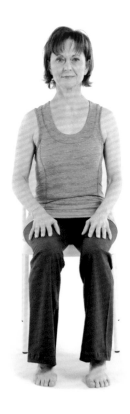 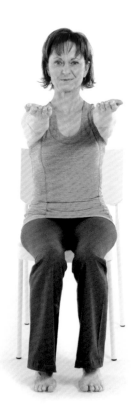

Prenez la posture de la Montagne et inspirez. Ensuite, expirez en tendant les bras devant vous à la hauteur des épaules et tournez les paumes vers le ciel.

Inspirez en ramenant les doigts vers les épaules et imaginez que vous intégrez toute la beauté du monde.

Expirez en tendant les bras et imaginez que vous offrez toute votre beauté intérieure à l'Univers.

Répétez cinq fois cet enchaînement.

Le souffle et l'énergie sont des éléments qui se multiplient. En effet, plus on utilise de l'énergie, plus on en reçoit.

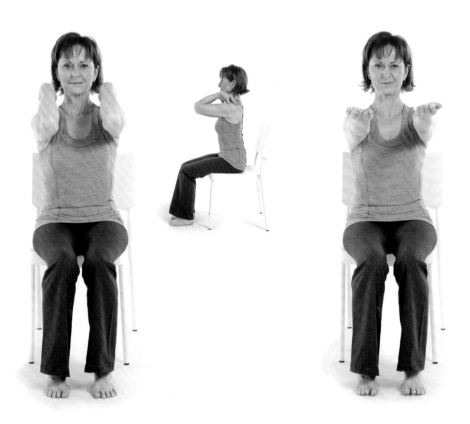

LES MAINS ET LES POIGNETS

Les mains comptent plusieurs articulations, dont certaines sont très petites. Les poignets, les mains et les doigts sont constitués de petits os, de ligaments et de tendons. La recherche médicale a démontré que, sans exercice, le corps se contracte et perd sa souplesse. Les mouvements proposés pour les articulations des mains et des poignets permettent d'éliminer les blocages d'énergie et de leur redonner de la souplesse.

> Pratiqués entre les crises arthritiques, ces mouvements peuvent avoir un effet préventif. Plus votre attention sera bien ciblée, plus votre corps bénéficiera de ces exercices.

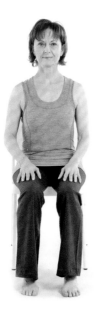 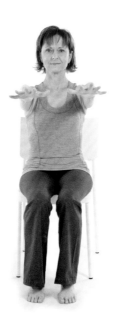 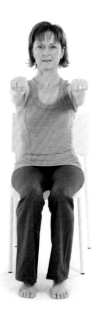

Reprenez la posture de la Montagne et dirigez votre attention vers les parties à travailler.

Tendez les bras devant vous, à la hauteur des épaules. Si les épaules sont sensibles, ramenez les coudes près du corps.

En inspirant, étirez les doigts puis, en expirant, repliez-les sur les pouces. Répétez cinq fois ces deux mouvements.

Maintenant, inspirez en tendant les mains devant vous et dirigez vos doigts vers le ciel en fléchissant les poignets et expirez en dirigeant les doigts vers le sol.

Refermez les doigts sur les pouces. Faites pivoter les poignets six fois dans le sens des aiguilles d'une montre, puis répétez dans le sens inverse.

Pour terminer, secouez les mains comme si vous vouliez asperger de l'eau tout autour de vous.

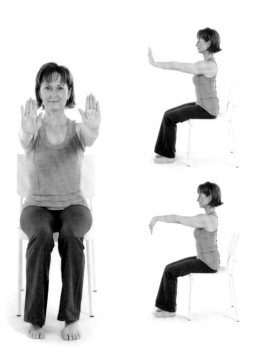
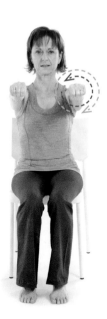

LES HANCHES

La région du bassin comprend les hanches, le sacrum, des muscles et des tendons. Au quotidien, l'articulation de la hanche nous permet de nous asseoir, de nous lever et de nous déplacer. C'est une région très vulnérable, surtout chez les femmes, puisque les muscles et les ligaments du bassin sont distendus à cause des grossesses. Les hanches, à la fois robustes et fragiles, sont d'une importance capitale, car elles soutiennent tout le poids du corps et permettent une grande mobilité. Cette grosse articulation requiert des soins de notre part afin de la maintenir en bonne santé et de conserver sa mobilité, ce qui est très important pour rester autonome. C'est aussi dans cette région que les émotions se logent et s'accumulent. Les exercices pour le bassin contribuent à tonifier les muscles profonds et constituent la meilleure façon de conserver l'articulation de la hanche en bon état... Et il n'est jamais trop tard pour commencer.

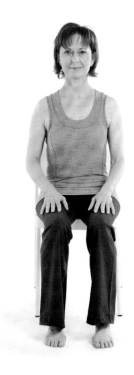 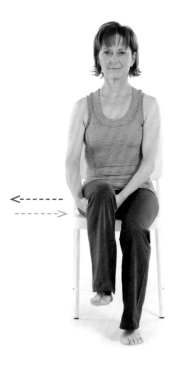

Reprenez la posture de la Montagne et concentrez-vous sur l'angle formé par la cuisse et l'aine.

Penchez-vous et saisissez la cuisse droite à l'aide des deux mains et soulevez-la en inspirant.

Le dos bien allongé, bercez la cuisse de droite à gauche et de gauche à droite, cinq fois, en respirant normalement.

Ramenez la cuisse dans l'axe de la hanche et dessinez des cercles avec le genou tout en respirant normalement, trois fois dans un sens, puis trois fois dans l'autre.

Reposez le pied droit sur le sol et observez la différence des sensations entre la hanche droite, qui vient de travailler, et la gauche. Sans doute pourrez-vous observer une plus grande ouverture du côté droit.

Refaites les mêmes mouvements à gauche.

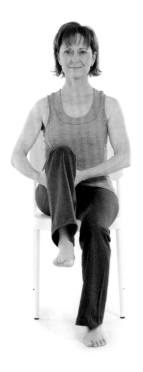
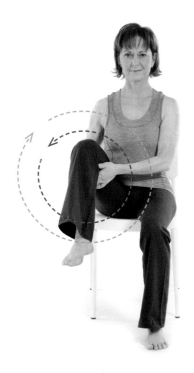

LES GENOUX, LES CHEVILLES ET LES PIEDS

Nombreuses sont les personnes qui souffrent de douleurs aux genoux. Divers maux peuvent les affecter, ceux-ci étant souvent le résultat d'un mauvais alignement des hanches, d'une faiblesse musculaire au niveau des cuisses, de l'obésité, etc. Des cuisses bien tonifiées aident à garder les genoux en bon état. Quant aux chevilles, elles portent tout le poids du corps et elles sont bien petites pour ce travail. Les soigner nous aide à garder une bonne posture. En vieillissant, les pieds semblent perdre leur prise sur le sol, les arches s'affaissent et les orteils se déforment. Cela cause à la fois de nombreuses douleurs et des blocages énergétiques. Il faut prendre le temps de faire travailler ces articulations afin qu'elles remplissent bien leur rôle.

Reprenez la posture de la Montagne.

Soulevez la jambe droite et balancez-la d'avant en arrière, six fois, en respirant normalement. Refaites le même mouvement avec la jambe gauche.

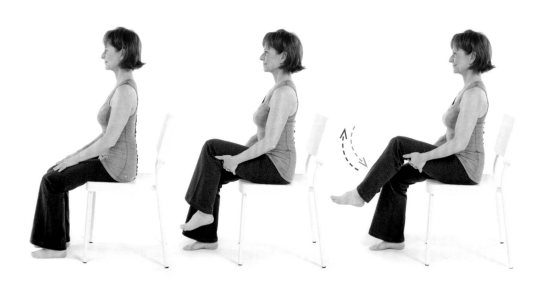

Ramenez le pied sur le sol et posez les mains sur les genoux. Respirez calmement en étant attentif à l'air qui entre et qui sort de vos narines.

Fléchissez les pieds sans lever les jambes et avancez les talons le plus loin possible.

Faites cinq rotations des chevilles vers la droite, puis cinq vers la gauche.

Ramenez les pieds à plat sur le sol et concentrez-vous sur vos chevilles. Fléchissez les pieds et dirigez votre attention vers vos orteils. À l'inspiration, ramenez-les vers vous en les écartant le plus possible et, à l'expiration, pliez-les en les contractant le plus possible. Répétez ces deux mouvements cinq fois.

> Ce petit mouvement, qui exige toute votre concentration, fait aussi travailler votre cerveau.

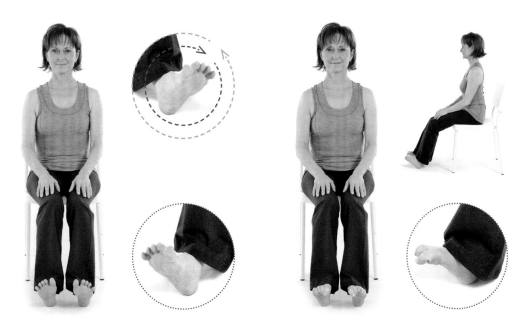

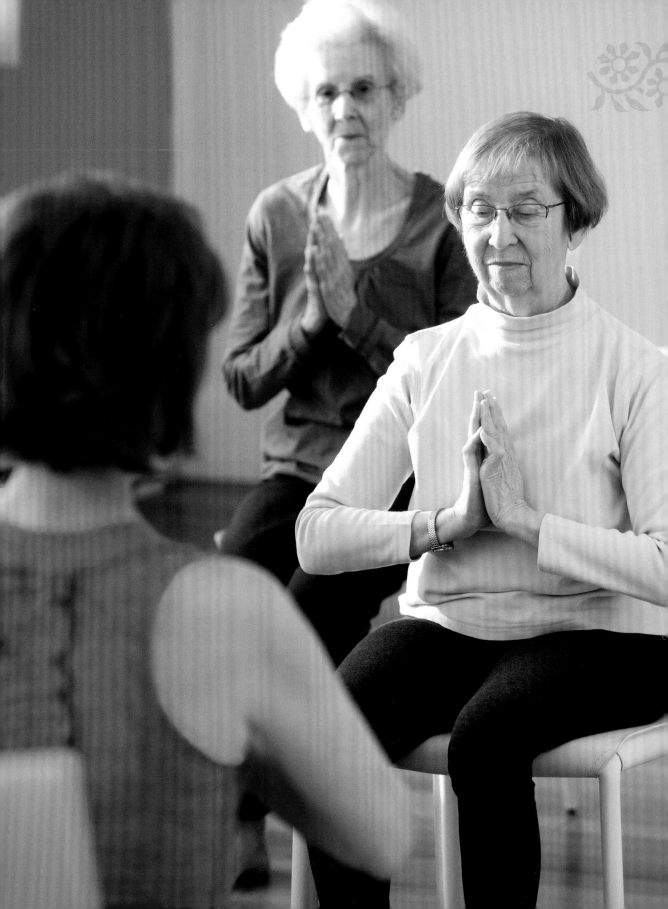

LA SALUTATION AU SOLEIL ˅ SURYA NAMASKAR

Voici un enchaînement de postures dynamique qui sollicite tout le corps. La Salutation au Soleil stimule tous les grands systèmes : vasculaire, musculaire, nerveux et respiratoire, et permet de bouger harmonieusement. Dans le yoga adapté, on la pratique une fois les articulations bien échauffées. Cet enchaînement peut aussi servir d'échauffement avant la pratique d'autres activités telles que le golf, les tâches domestiques, les rencontres sociales ou la danse. La Salutation au Soleil peut être effectuée à un rythme plus lent ou plus rapide, selon votre capacité du moment. L'accent est surtout mis sur la fluidité des gestes. Une fois l'enchaînement des mouvements bien appris et intégré, vous pourrez coordonner chaque mouvement à votre respiration. Au fil des séances, vous pourrez augmenter le niveau de difficulté.

Reprenez la posture de la Montagne et concentrez votre attention sur l'enracinement des pieds. Continuez à leur accorder une partie de votre attention tout au long de l'exercice.

Joignez les mains en position de prière et effectuez quelques respirations lentes et profondes.

À l'inspiration, étirez les bras vers le ciel, puis écartez les mains jusqu'à ce que les bras soient parallèles.

À l'expiration, penchez-vous vers l'avant et déposez les mains sur les jambes ou sur le sol.

À l'inspiration, redressez-vous, en entrelaçant les doigts sous la cuisse droite, puis soulevez la jambe droite, tout en dirigeant le regard vers le ciel.

À l'expiration, ramenez le pied droit au sol, penchez-vous en avant et déposez les mains le plus bas possible sur les jambes ou sur le sol.

À l'inspiration, redressez-vous, en entrelaçant les doigts sous la cuisse gauche, et soulevez la jambe gauche tout en dirigeant le regard vers le ciel.

À l'expiration, ramenez le pied gauche sur le sol, penchez-vous et déposez les mains sur les jambes ou sur le sol.

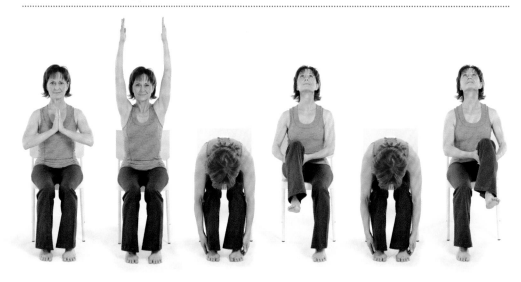

À l'inspiration, placez les mains sur les tibias et redressez la tête et la poitrine en cambrant légèrement le dos pour imiter le cobra.

À l'expiration penchez-vous et déposez les mains sur les jambes ou sur le sol.

À l'inspiration, ramenez les mains sur les reins en rapprochant les omoplates puis pointez le nez vers le ciel en redressant lentement le torse.

À l'expiration, roulez les épaules vers l'avant en arrondissant le dos le plus possible, penchez le menton vers la poitrine et tendez les mains vers le sol.

À l'inspiration remontez les bras de chaque côté des oreilles, puis étirez-vous en revenant à la verticale.

À l'expiration, joignez les mains devant le cœur et prenez quelques secondes pour ressentir les effets de ces mouvements. Faites de trois à quatre cycles de la Salutation au Soleil avec le plus de fluidité possible.

> Rappelez-vous que c'est vous qui décidez avec quelle intensité vous exécutez cet enchaînement.

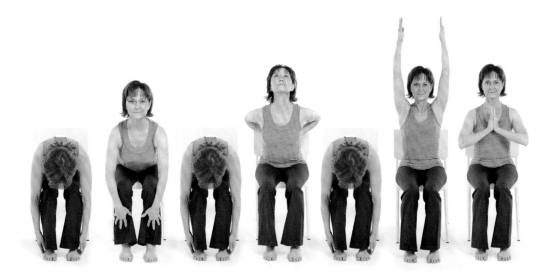

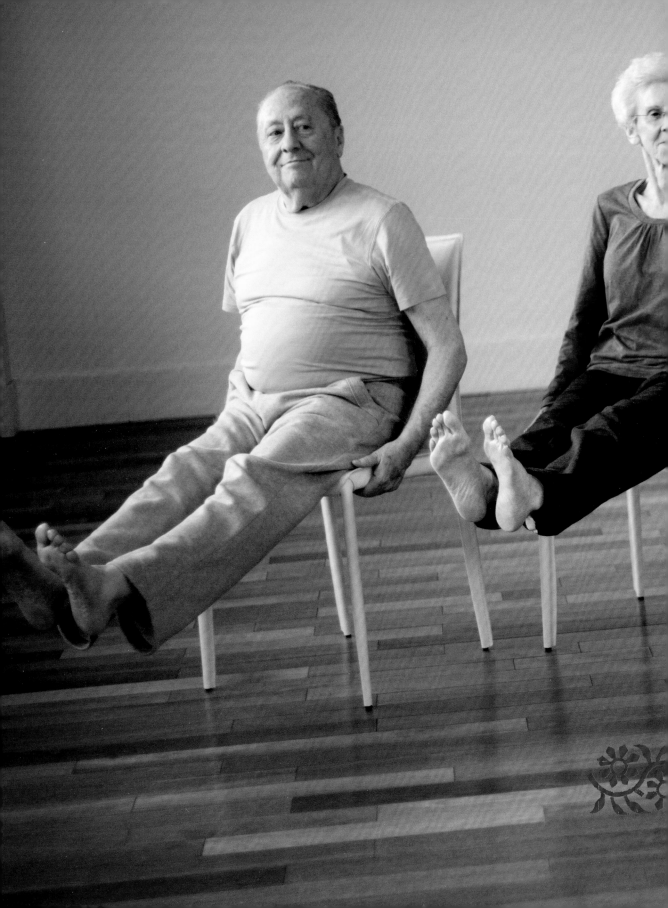

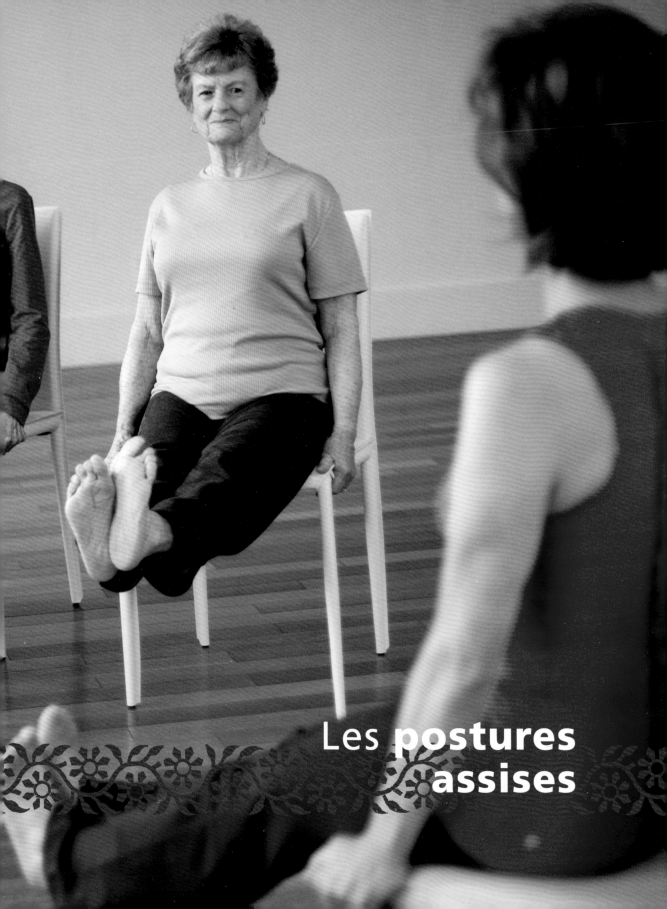

Les **postures**
assises

LES JAMBES

Améliorer l'équilibre est un des objectifs principaux du yoga pour les aînés. Dès l'âge de quarante ans, l'être humain commence à perdre chaque année 1 p. 100 de sa masse musculaire ; à l'âge de soixante-dix ans, il aura perdu 30 p. 100 de celle-ci. Les muscles jouent un rôle important dans le maintien de l'équilibre. Plus ils sont tonifiés, plus ils contribuent à protéger et à soutenir le squelette. Cet enchaînement se pratique de façon soutenue pour favoriser la coordination motrice et bien faire travailler les longs muscles des cuisses.

Reprenez la posture de la Montagne et assurez-vous que vos pieds sont fermement posés sur le sol. Retrouvez, à travers eux, ce lien qui vous unit à la Terre.

Prenez une longue inspiration en redressant et en étirant le dos vers le ciel.

À l'expiration, engagez les muscles abdominaux en poussant le nombril vers la colonne vertébrale. Les mains tiennent les côtés de la chaise.

À l'inspiration, tendez et soulevez la jambe droite, tout en poussant le talon vers l'avant. Tous les muscles de la cuisse sont tendus et activés. Expirez en ramenant le pied droit sur le sol.

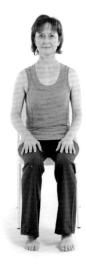 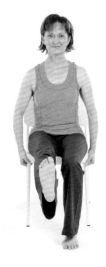 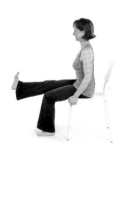

À l'inspiration, tendez et soulevez la jambe gauche, tout en poussant le talon vers l'avant; à l'expiration, reposez le talon sur le sol.

Refaites le mouvement deux fois de chaque côté.

La troisième fois, gardez la jambe tendue et concentrez vos efforts pour la soulever un peu plus haut. Tenez la posture durant trois cycles respiratoires en évitant de contracter le visage. Répétez le même exercice avec l'autre jambe.

Pour vous préparer à lever des deux jambes, poussez le sommet du crâne vers le ciel, inspirez profondément en vous concentrant sur le ventre et expirez en poussant le nombril vers la colonne vertébrale.

Inspirez en soulevant les deux jambes et expirez en ramenant lentement les pieds au sol.

Refaites le même enchaînement de mouvements deux autres fois avec le même cycle respiratoire.

La troisième fois, gardez les jambes tendues pendant trois cycles respiratoires. Pouvez-vous lever les jambes un peu plus haut? Encore plus?

À la troisième expiration, redéposez les pieds sur le sol et prenez quelques minutes afin de bien ressentir les effets du travail que vous venez de faire.

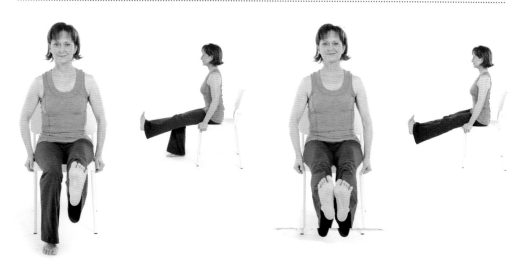

LE BASSIN

Dans la section sur les exercices articulaires, nous avons travaillé les hanches. Cette fois, nous travaillerons un peu plus en profondeur les muscles fessiers pour améliorer la mobilité du bassin. Plusieurs des postures debout (voir p. 95-105) feront bien travailler cette région.

Reprenez la posture de la Montagne et enracinez bien les pieds dans le sol.

Inspirez profondément en étirant le dos. Expirez en soulevant la fesse droite et inspirez en la ramenant sur le siège. Répétez le mouvement du côté gauche et faites cinq cycles de plus en respirant profondément. Le défi, ici, sera de garder les pieds en contact avec le sol.

Imaginez ensuite que vous avez deux petites balles sous les fesses et roulez le bassin d'avant en arrière. Répétez cet exercice six fois.

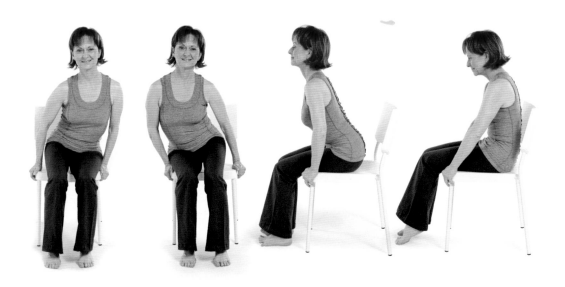

Pour terminer, placez les mains sur les genoux et dessinez de grands cercles avec le haut du corps en dirigeant le tronc vers l'avant en inspirant, puis vers l'arrière en expirant. Transférez votre poids d'une fesse à l'autre. Faites trois rotations du tronc vers la droite, trois vers la gauche.

Retrouvez la posture initiale et ressentez tous les bienfaits de ces mouvements.

Imaginez que vos pieds sont profondément enracinés dans le sol. Utilisez cette image le plus souvent possible et vous noterez une amélioration de votre équilibre.

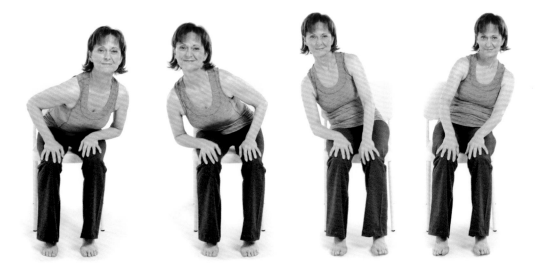

LA PINCE ~ PASCHIMOTHANASANA

Flexion avant

Les postures qui suivent portent des noms d'animaux, d'objets ou d'éléments de la nature. Elles sont accompagnées par leur nom en sanskrit, la langue indo-européenne dans laquelle les textes sur le yoga ont été écrits. Les flexions avant présentent de nombreux avantages, surtout pour les aînés. Elles réduisent les ballonnements et les flatulences, tout en favorisant une bonne digestion et une bonne élimination. Comme nous l'avons mentionné auparavant, un des grands avantages du yoga est qu'il tonifie les organes internes.

Reprenez la posture de la Montagne. Inspirez profondément en étirant le sommet du crâne vers le ciel. Évitez surtout d'arrondir le dos.

Placez les pouces à l'intérieur des aines. Penchez-vous vers l'avant en gardant autant que possible le dos droit, le buste allongé, et rapprochez le ventre des cuisses. Si vous avez un petit bedon, écartez les cuisses.

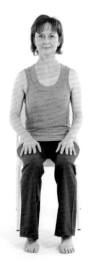 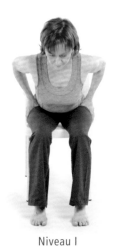 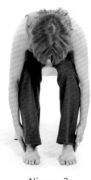 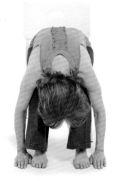

Niveau 1   Niveau 2   Niveau 3

Maintenez cette posture pendant trois cycles de respirations profondes en concentrant votre attention sur la région de l'abdomen.

Initiez la flexion à partir des hanches.

Revenez doucement à la verticale en ramenant le menton vers la poitrine et en déroulant le dos, une vertèbre à la fois.

De retour à la posture de départ, roulez les épaules vers l'arrière et respirez calmement.

Mise en garde : Au moindre signe d'étourdissement ou de mal de tête, sortez doucement de la posture et respirez calmement.

Après quelques semaines de pratique, passez au deuxième niveau de difficulté : faites une flexion plus profonde en amenant les mains de chaque côté des jambes. Puis, lorsque vous aurez gagné en souplesse, passez au troisième niveau de difficulté : déposez les mains sur le sol de chaque côté des pieds en relâchant la tête.

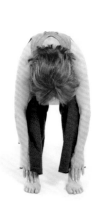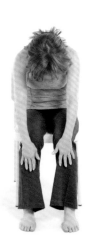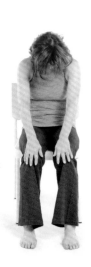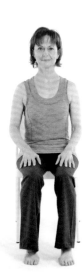

LE COBRA ~ BHUJANGASANA

Posture d'extension

Voici une merveilleuse posture pour tonifier les muscles du dos et de la colonne vertébrale, ouvrir le cœur et reprendre confiance en soi. De plus, il s'agit d'un excellent antidote à la tristesse. La cage thoracique s'ouvre, laissant un peu plus de place aux poumons. Le Cobra corrige le dos qui s'arrondit et les épaules tombantes, en plus de renforcer le système immunitaire. Comme dans toute posture, évitez tout mouvement brusque ou saccadé de la colonne vertébrale. Votre meilleur guide sera toujours ce que vous sentez. De là l'importance d'être attentif à la partie qui travaille.

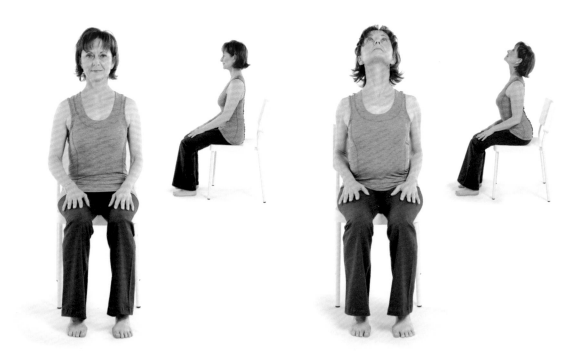

Reprenez la posture de la Montagne, les mains posées sur les cuisses.

Expirez en ramenant légèrement le menton vers la poitrine. Inspirez en levant doucement le nez vers le ciel.

En même temps, roulez les épaules vers l'arrière en rapprochant les omoplates et ouvrez la région du cœur. Les coudes doivent rester près du corps.

Respirez lentement et profondément trois fois.

Pour terminer, ramenez doucement le menton et les épaules à leur position naturelle. Fermez les yeux et observez les sensations qui sont présentes dans votre corps.

> Cette posture doit toujours être exécutée avec douceur et dans le respect des limites de votre corps. Ne laissez pas la nuque se relâcher ou plier vers l'arrière. Assurez-vous qu'elle est toujours bien étirée.

LA DEMI-LUNE ˅ ARDHA CHANDRASANA

Extension latérale

En vieillissant, les côtes ont tendance à se rapprocher des hanches. La demi-lune permet d'allonger les côtés du torse et d'étirer la colonne vertébrale latéralement. Vous y gagnerez bien quelques millimètres !

Bien enraciné dans la posture de la Montagne, ramenez les bras le long du corps.

À l'expiration, tournez la tête vers la droite et regardez la paume de votre main droite, qui est tournée vers l'extérieur.

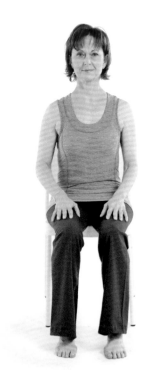
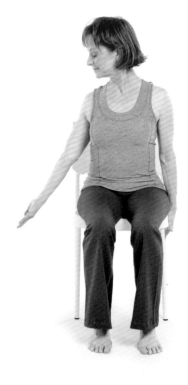

À l'inspiration, allongez le bras vers le haut, le rapprochant le plus près possible de l'oreille droite, et suivez des yeux le bout de vos doigts. Puis, tournez doucement la tête vers l'épaule gauche et regardez la main gauche vers le bas.

Ressentez l'étirement, de la fesse droite jusqu'au bout des doigts de la main droite.

Faites trois cycles respiratoires puis redescendez le bras doucement.

Prenez quelques secondes pour apprécier l'étirement. Puis, refaites la posture du côté gauche, pour être bien équilibré.

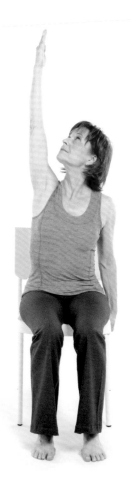 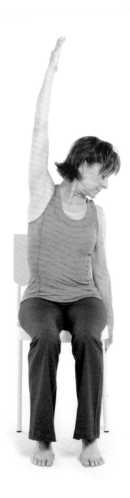

LA TORSION VERTÉBRALE ~ MATSYENDRASANA

Les torsions vertébrales permettent de bouger les vertèbres de manière à faire circuler l'énergie et à dégager les nerfs. Toute la colonne vertébrale en bénéficie.

Revenez à la posture de la Montagne.

Croisez la jambe droite sur la jambe gauche et appuyez les mains sur les rebords de la chaise.

Inspirez en levant le bras gauche, tournez-vous vers la droite et, en expirant, posez l'avant-bras gauche à l'extérieur du genou droit.

Maintenez la posture pendant trois cycles respiratoires.

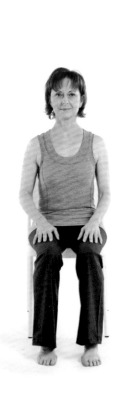 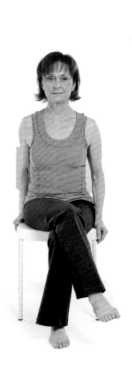 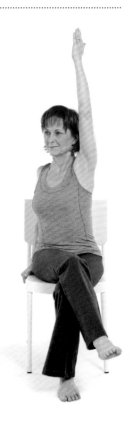

Sortez doucement de la posture en revenant vers le centre, puis décroisez les jambes.

Croisez la jambe gauche sur la jambe droite et appuyez les mains sur les rebords de la chaise.

Inspirez en levant le bras droit, puis tournez-vous vers la gauche, tout en ramenant l'avant-bras droit à l'extérieur du genou gauche.

Maintenez la posture pendant trois cycles respiratoires.

Sortez doucement de la posture en revenant vers le centre, puis décroisez les jambes.

Inspirez en allongeant le dos, expirez et relâchez.

> **La digestion et l'élimination deviennent souvent plus difficiles avec l'âge. Les torsions stimulent les intestins, facilitant l'élimination.**

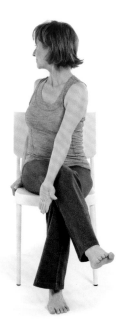
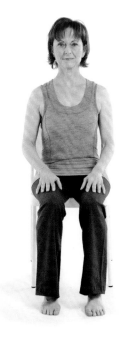

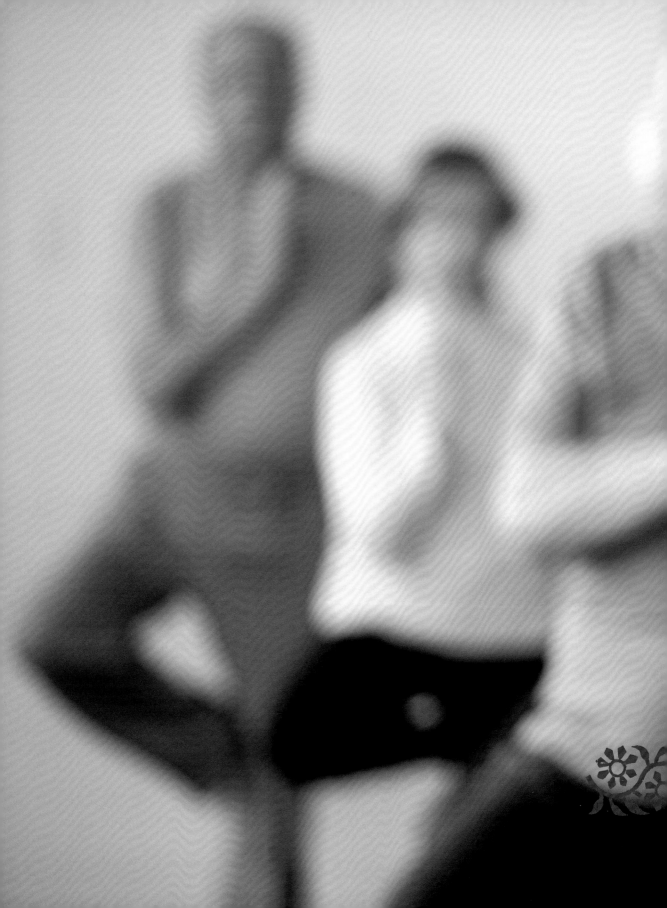

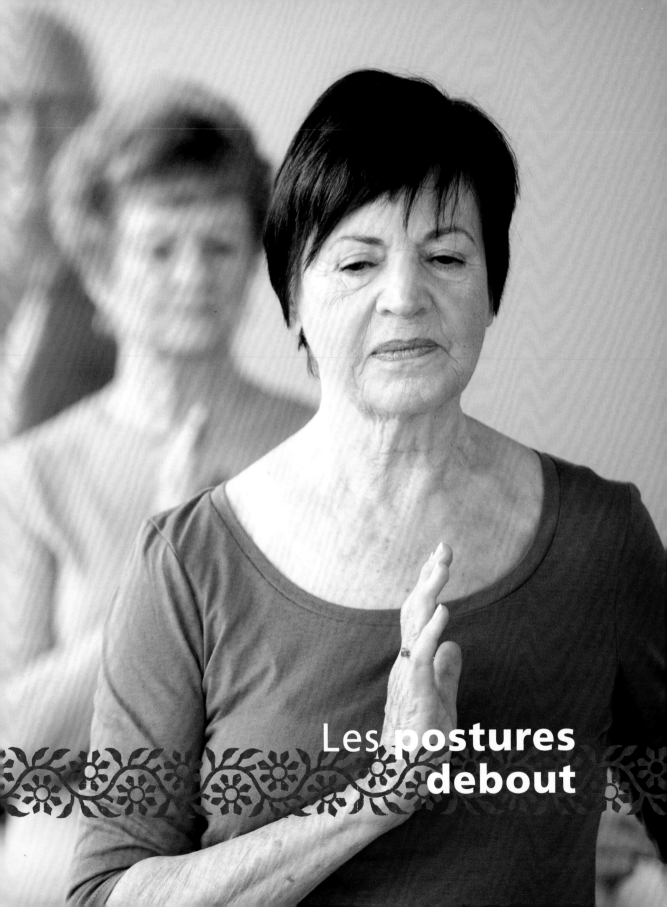

Les **postures**
debout

LE GUERRIER DYNAMIQUE ~ VIRABHADRASANA

Cette posture améliore l'équilibre et facilite la mobilité des hanches, des genoux et des épaules. Elle aide à ouvrir la poitrine et redonne de la force et de la souplesse aux jambes. Cette posture est très utile pour étirer les muscles intercostaux et le diaphragme. Sans compter que, travaillée de façon dynamique, elle favorise la coordination.

Placez-vous debout derrière votre chaise, les mains sur le dossier.

Reculez le pied droit à une distance qui vous permet d'avoir un bon équilibre. Les deux talons doivent reposer bien à plat sur le sol. Autant que possible, transférez votre poids sur le pied droit.

Joignez les paumes devant le cœur, en position de prière, en inspirant profondément.

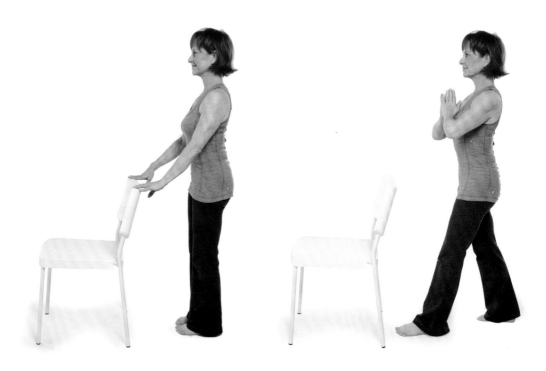

À l'expiration, écartez les mains en « cactus » en ouvrant la poitrine et en fléchissant le genou gauche.

À l'inspiration, joignez les paumes devant le cœur, en position de prière et allongez la jambe gauche.

Refaites ces mouvements deux autres fois, puis ramenez le pied droit à côté du pied gauche.

Reprenez cet enchaînement, cette fois en reculant le pied gauche.

Les jours où vous avez moins d'équilibre, gardez les mains sur le dossier de la chaise et concentrez-vous sur le travail des jambes.

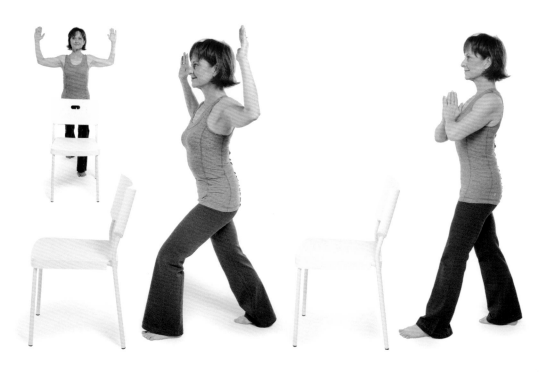

LA SAUTERELLE ~ SALABHASANA

Cette posture cible le bas du dos, l'abdomen et les jambes. Elle complète le Cobra et renforce les jambes, les hanches, les fessiers et le bas du dos. Pour maximiser ses bienfaits, concentrez toute votre attention sur les muscles en action. Imaginez qu'un fil invisible vous tire vers le ciel.

Placez-vous derrière votre chaise, les mains appuyées sur le dossier, les pieds écartés à la largeur des hanches.

Assurez-vous que vos pieds sont parallèles. Une ouverture vers l'extérieur peut occasionner des problèmes aux hanches et, vers l'intérieur, aux genoux.

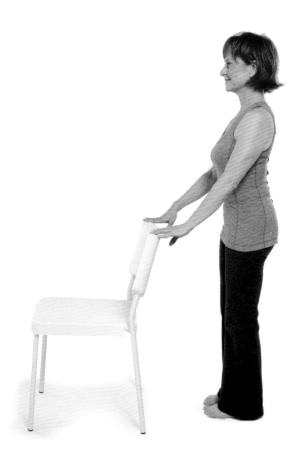

Essayez de sentir toute la surface de vos pieds bien enracinée dans le sol. Expirez complètement, puis inspirez.

À l'expiration, allongez le pied droit vers l'arrière en étirant les orteils.

À l'inspiration, ramenez le pied à sa position de départ.

À l'expiration, allongez le pied gauche vers l'arrière en étirant les orteils.

À l'inspiration, ramenez le pied à sa position de départ.

Répétez deux autres fois cet enchaînement.

Veillez à garder le bas du dos bien allongé.

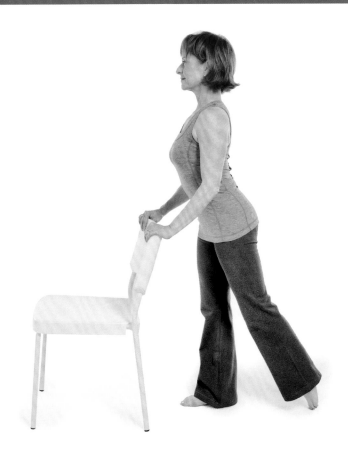

LA CHAISE ⌄ UTKATASANA

Souvent appelée « posture puissante », cette asana aide à retrouver le lien avec la terre pour y puiser de l'énergie ; elle fortifie les jambes, les cuisses et les hanches, et améliore l'équilibre.

En exécutant cette asana, il faut éviter que les genoux se touchent et descendent trop bas. Rappelez-vous qu'avec la pratique, vous gagnerez en stabilité et en endurance. Les cuisses et les hanches travaillent très fort dans cette posture et votre équilibre s'améliorera donc à coup sûr.

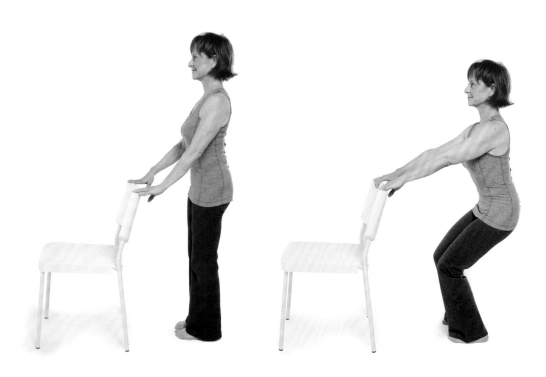

Placez-vous derrière votre chaise et appuyez les mains sur le dossier. Assurez-vous que vos pieds, écartés à la largeur des hanches, sont parallèles et forment le chiffre onze.

Prenez une inspiration lente et profonde tout en dirigeant le sommet du crâne vers le ciel, comme si un fil vous tirait vers le haut.

Expirez en fléchissant les genoux et imaginez que vous vous assoyez sur un siège. Votre poids est réparti également sur la plante des pieds.

À l'inspiration, dépliez les genoux et revenez à la position de départ.

Répétez ces mouvements deux fois.

La troisième fois, maintenez la posture durant trois cycles respiratoires. Si vous vous sentez stable, tendez un bras vers l'avant jusqu'à ce qu'il soit parallèle au sol. Si tout va bien, tendez l'autre bras et gardez la posture durant quelques respirations.

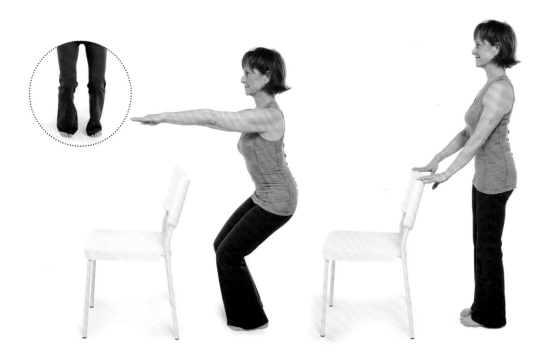

L'ARBRE ⌄ VRIKSHASANA

Il n'y a pas de plus bel exemple de solidité et d'enracinement que l'arbre. Ce sont ces qualités qui se développent grâce à la pratique de *Vrikshasana*, qui favorise l'équilibre et la concentration. Les genoux y gagneront aussi en souplesse. Il est possible au début que la posture vous semble impossible à réaliser. Pourtant, lorsqu'elle est pratiquée avec patience, les résultats qu'elle génère permettent de se sentir plus stable et plus solide au quotidien. En fait, l'atteinte de la posture finale n'est pas un objectif en soi. C'est le travail qu'on y met qui porte ses fruits.

Debout derrière votre chaise, tournez-vous du côté gauche.

....

Posez la main droite sur le dossier. Inspirez profondément en imaginant que vous êtes un arbre.

....

Étirez votre cime vers le ciel en activant les muscles abdominaux et en poussant le nombril vers la colonne vertébrale. Plus vous serez allongé, plus la posture sera facile à exécuter.

....

Fixez un point devant vous et évitez de bouger les yeux.

....

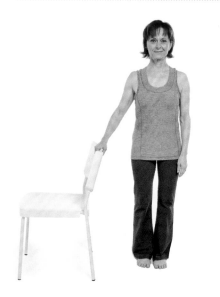 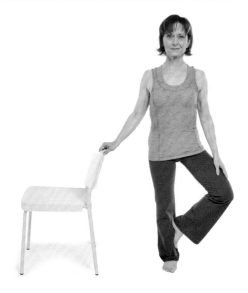

Tout en gardant la main droite sur le dossier, soulevez le pied gauche et placez-le contre le côté de la jambe droite.

Prenez quelques respirations calmes.

Lorsque vous vous sentez stable, ramenez la main gauche en position de demi-prière devant le cœur.

Si vous vous sentez stable et souhaitez aller plus loin, joignez les deux mains en position de prière, le temps de quelques respirations, puis sortez de la posture.

Ensuite, tournez-vous de l'autre côté et, la main gauche posée sur le dossier, refaites la même série de mouvements.

Vous pourrez, avec la pratique, maintenir cette posture de plus en plus longtemps. Ainsi, chaque jour présentera un nouveau défi. Cela vous gardera l'esprit alerte. Vous pourrez aussi, éventuellement, placer le pied contre l'intérieur de la cuisse. La clé du succès pour réussir cette posture, consiste à fixer le regard sur un point droit devant soi ou sur le sol.

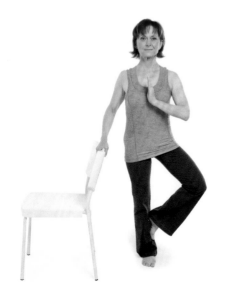
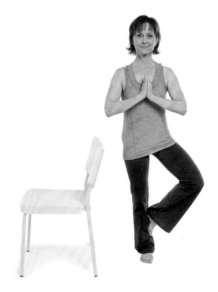

LE TRIANGLE ˅ TRIKONASANA

La posture du Triangle raffermit les muscles des jambes, étire les muscles de chaque côté du tronc et assouplit l'articulation de la hanche. Cette asana développe la sensation d'exister, d'être soi, et aide à s'affirmer et à retrouver confiance en soi. Cette posture peut être pratiquée de façon active ou statique. Dans la version active, les muscles travaillent un peu moins profondément. Certains jours, restez plus longtemps dans cette posture pour plus d'efficacité. Cette asana compte parmi celles qui améliorent l'équilibre et qui enracinent dans le sol.

Placez-vous du côté gauche de la chaise, la main droite appuyée sur le dossier.

À l'inspiration, levez le bras gauche à la verticale, le plus près possible de l'oreille.

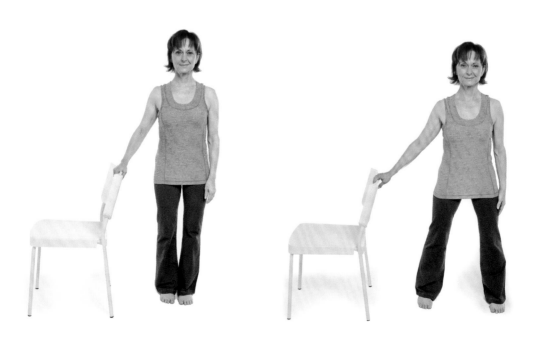

À l'expiration, inclinez-vous vers la droite.

À l'inspiration, redressez-vous, puis ramenez le bras gauche le long du corps.

Répétez l'enchaînement deux autres fois.

Placez-vous ensuite du côté droit de la chaise, la main gauche appuyée sur le dossier et refaites cet enchaînement de mouvements.

Prenez le temps d'exécuter chaque phase doucement avec la pleine conscience du mouvement.

Certains jours, plutôt que de répéter cet enchaînement plusieurs fois, gardez cette posture durant au moins trois cycles respiratoires.

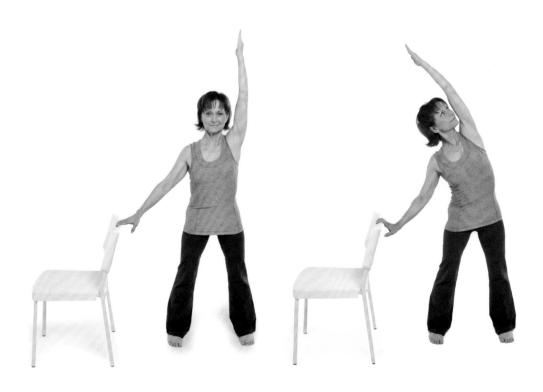

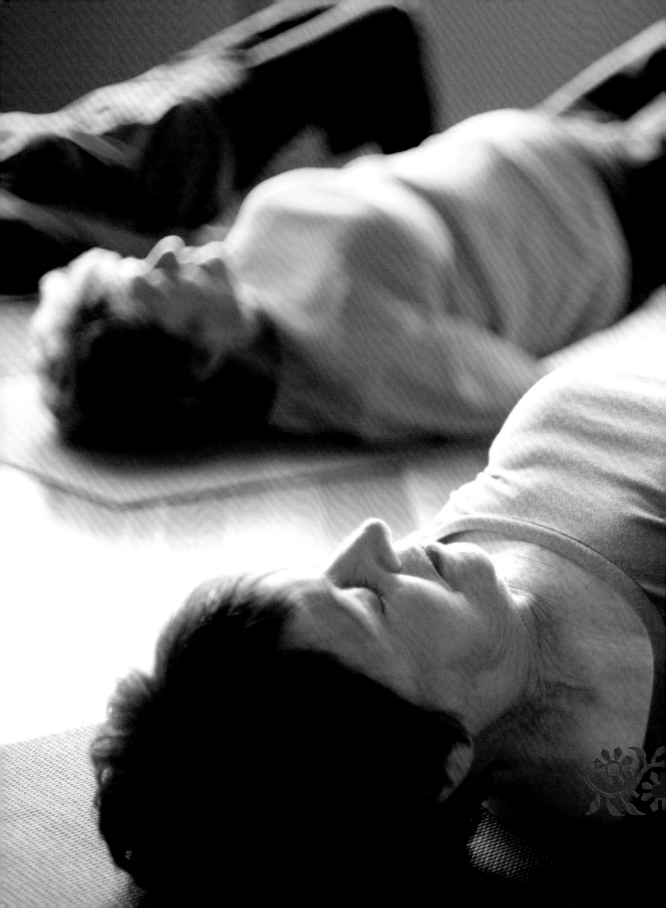

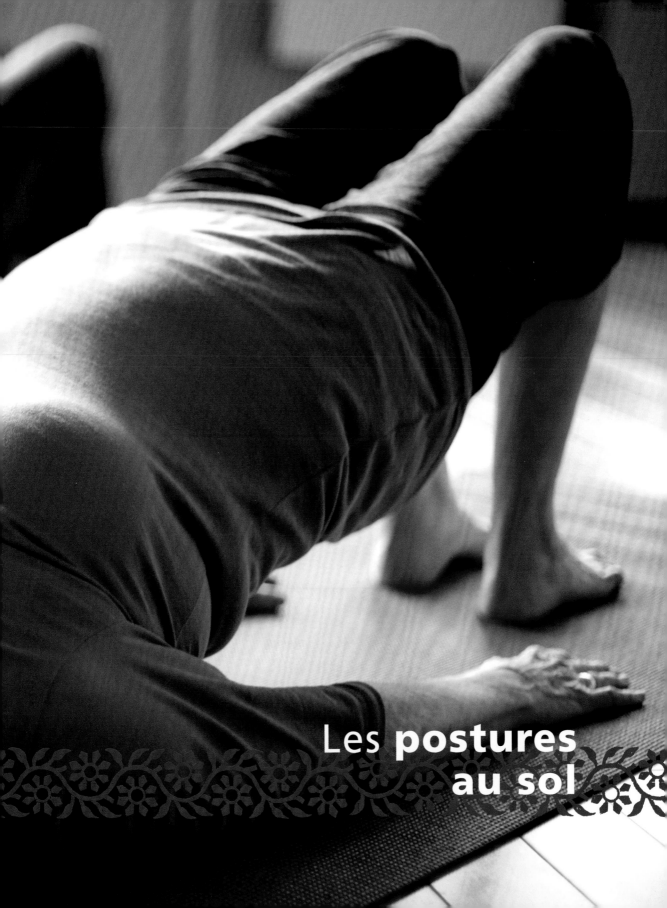

Les **postures au sol**

LE DEMI-PONT ~ SETHU BANDHASANA

Les bienfaits de cette posture sont nombreux. Elle tonifie les muscles des cuisses, facilite l'ouverture de la poitrine pour une meilleure respiration, renforce les muscles du dos et améliore l'humeur.

Bien que la plupart des aînés éprouvent beaucoup de difficultés à aller au sol et à se relever, il est fortement recommandé de le faire au moins une fois par jour. La chaise permet de descendre au sol en toute sécurité. C'est en fait un exercice en soi. Aller au sol sol et se relever améliore l'équilibre et permet d'utiliser les muscles stabilisateurs.

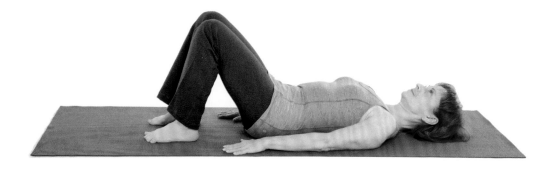

Assurez-vous que votre chaise est bien solide. Si elle manque de stabilité ou que vous sentez qu'elle pourrait glisser, appuyez-la contre un mur.

En vous aidant de votre chaise, allongez-vous sur le sol en procédant par étapes et en prenant tout votre temps (voir p. 113-115).

Étendez-vous sur le dos, puis fléchissez les genoux. Ramenez les pieds, directement sous les genoux, et écartez-les à la largeur des hanches. Le dos est bien allongé sur le sol, et le menton, dirigé vers la poitrine. Les bras reposent le long du corps, les paumes sont tournées vers le sol.

Expirez profondément en poussant avec les pieds et en soulevant les hanches.

Inspirez en ramenant les hanches et le dos sur le sol.

Répétez cet enchaînement deux autres fois.

La troisième fois, gardez la posture pendant trois respirations.

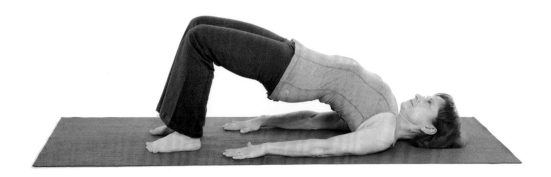

LA POSTURE SUR LES ÉPAULES ⌄ SARVANGASANA

Cette posture favorise le retour veineux, apaise le système nerveux et améliore la circulation du fluide lymphatique. On dit que c'est la posture de la jeunesse éternelle. Cette version très douce de la posture traditionnelle peut être pratiquée à n'importe quel moment de la journée. Elle aide à soulager les jambes et à réduire la fatigue. C'est une posture statique, c'est-à-dire que le travail se fait tout seul.

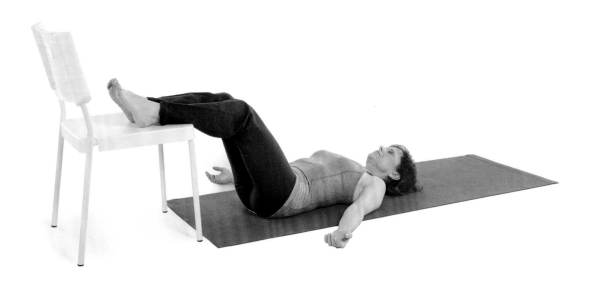

Allongez-vous sur le dos au sol, et placez les jambes sur une chaise. Un coussin sous les hanches vous permettra de profiter plus pleinement de cette posture.

Vous n'avez qu'à vous détendre et à respirer.

Restez au moins 5 à 10 minutes dans cette posture pour en retirer le maximum de bienfaits.

Pour en sortir, soulevez le bassin et retirez le coussin. Ramenez ensuite les genoux contre la poitrine et bercez-vous de droite à gauche et de gauche à droite. Pour vous asseoir et vous relever, tournez-vous sur le côté qui vous semble le plus naturel.

Évitez cette posture après un repas et ne la faites pas si vous souffrez d'hypertension.

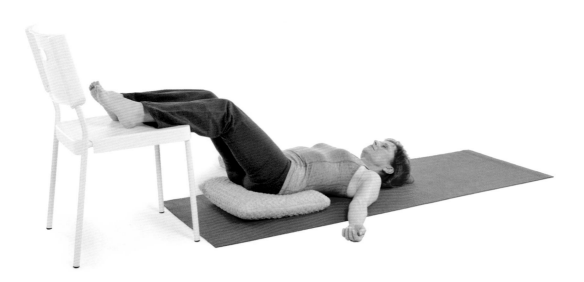

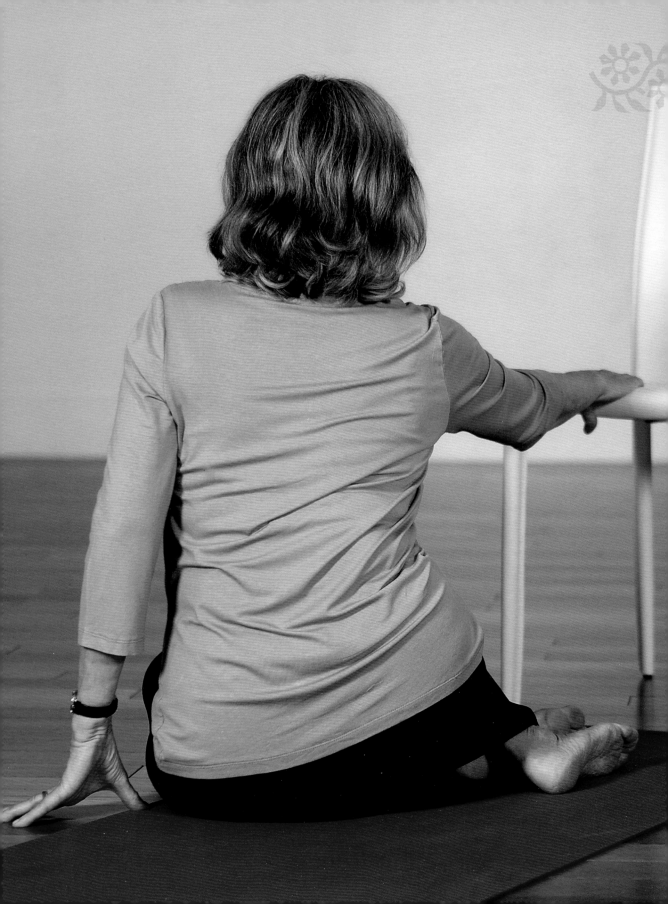

ALLER AU SOL ET SE RELEVER

Aller au sol et se relever constitue un exercice en soi. Passer de la position debout à la position allongée sur le sol ne demande pas de technique particulière, mais un bon appui facilitera la tâche. Se relever requiert cependant un peu plus d'efforts et d'attention. Plus on vieillit, plus tout cela devient difficile et moins on est porté à faire cet exercice. On finit par ne plus aller au sol et on tombe dans un cercle vicieux. En fait, il est recommandé d'aller au sol et de se relever au moins une fois par jour, car il est essentiel de solliciter ses réflexes stabilisateurs. C'est par la pratique régulière qu'on arrive à passer en toute sécurité de la position allongée au sol à la position assise, puis de la position assise à la position debout. Cette capacité pourra s'avérer très utile en cas de chute.

À force de vous exercer, vous trouverez une technique adaptée à vos besoins. L'important est de développer cette habileté. Évitez les risques inutiles, assurez-vous que votre chaise ou votre fauteuil est stable. N'hésitez pas à l'appuyer contre un mur.

Aller au sol

Placez-vous face à la chaise, les mains en appui sur le siège. Puis, descendez les genoux au sol, un à la fois.

Tournez-vous et déposez les fessiers sur le sol, sur le côté. Pour une plus grande stabilité, appuyez une main sur le sol et l'autre sur la chaise.

Progressez maintenant jusqu'à ce que vous soyez allongé sur le sol.

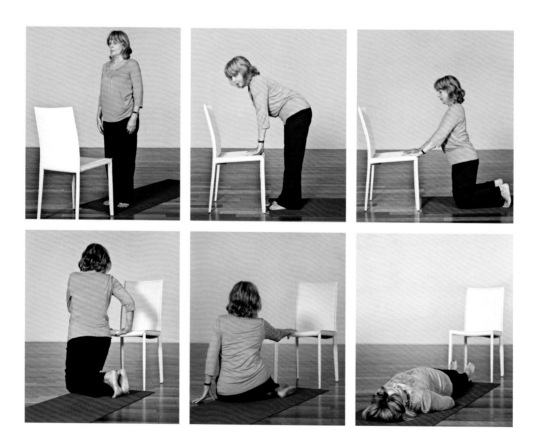

Se relever

Tournez-vous du côté gauche, le bras gauche allongé sur le sol dans le prolongement du corps. Posez la main droite sur le sol, devant vous, à la hauteur de la poitrine.

Commencez par prendre appui sur la main droite et, aussitôt que vous le pouvez, aidez-vous de la main gauche. Progressez tranquillement jusqu'à appuyer les deux mains sur votre siège.

Stabilisez-vous avec les mains et ramenez un pied au sol, face à la chaise, puis l'autre.

Redressez-vous tout doucement.

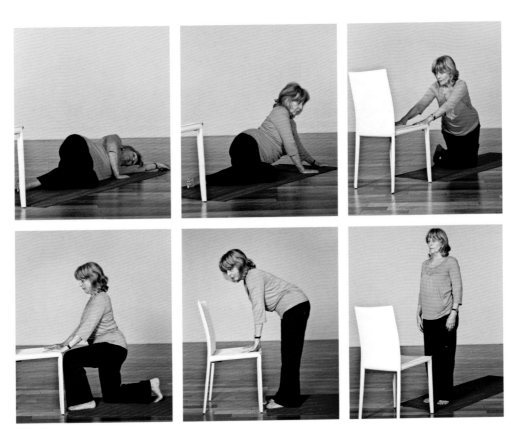

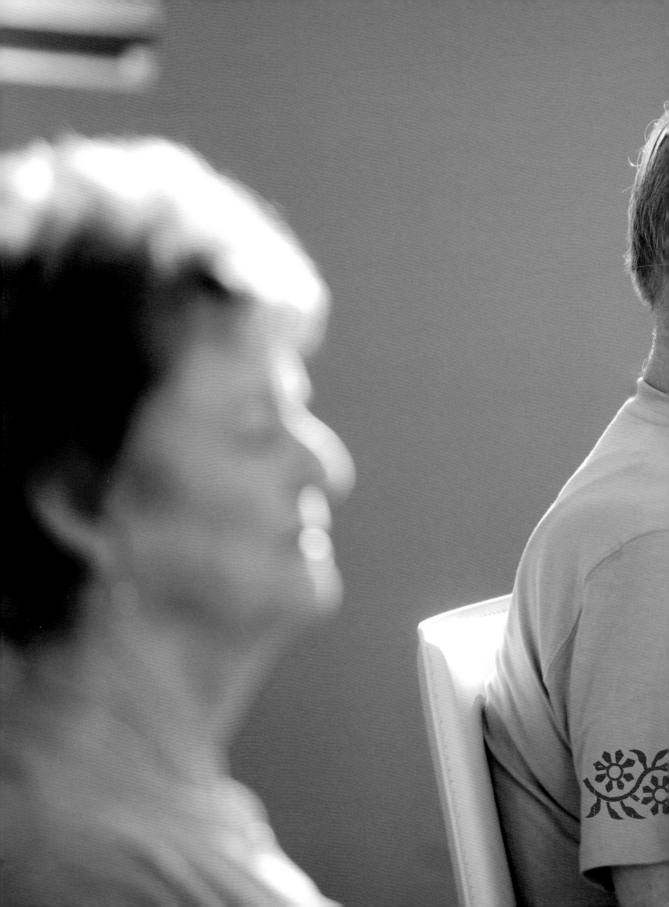

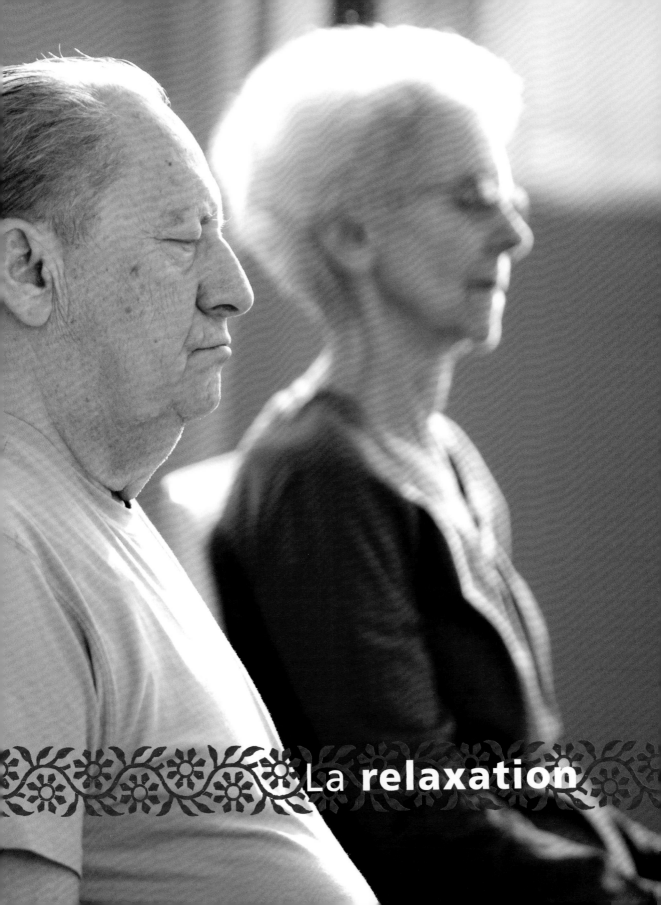

La **relaxation**

LA RELAXATION FINALE

Plus souvent vous pratiquerez la relaxation, plus vous ferez appel au système nerveux parasympathique. C'est ce système qui permet au corps de se régénérer et de récupérer. La relaxation se pratique aussi bien assis qu'allongé au sol. La Posture sur les épaules – *Sarvangasana* – est utilisée pour cette relaxation.

Prenez la Posture sur les épaules et placez un petit coussin sous les hanches.

Fléchissez les pieds en serrant les muscles des mollets, puis pointez les pieds. Tenez quelques secondes, puis relâchez doucement.

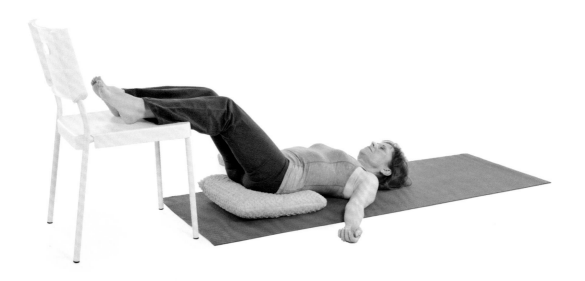

Laissez les jambes se détendre complètement.

Poussez les deux talons dans le siège en soulevant les hanches. Tenez quelques secondes, puis relâchez doucement et redéposez les hanches sur le sol.

Pressez le bas du dos sur le sol, puis relâchez complètement.

Soulevez les bras à quelques centimètres du sol, serrez les poings quelques secondes, puis relâchez doucement. Laissez les bras se détendre complètement.

Les bras et les jambes sont maintenant totalement détendus.

Poussez la poitrine vers le ciel en ramenant les omoplates l'une vers l'autre. Tenez quelques secondes, puis relâchez.

Remontez les épaules vers les oreilles. Tenez quelques secondes, puis relâchez.

Abaissez les épaules vers les pieds. Tenez quelques secondes, puis relâchez.

Tout le corps, des épaules aux orteils, est maintenant complètement détendu.

Portez attention à votre visage. Contractez tous les muscles de la face vers le nez. Serrez quelques secondes puis relâchez.

Ouvrez les yeux et la bouche et étirez-les au maximum. Doucement, relâchez.

Tout le visage est maintenant détendu.

Tournez lentement la tête vers la droite, puis vers la gauche.
Ramenez la tête au centre, puis relâchez.

Tout votre corps est maintenant complètement détendu.

Sentez combien il est maintenant lourd, si lourd que vous avez l'impression d'être incapable de bouger.

Laissez maintenant votre attention descendre profondément au centre de votre être et, mentalement, répétez en vous-même :

Je détends mes pieds. Mes pieds se relâchent et se détendent.

Je détends mes chevilles, mes mollets, mes genoux et mes cuisses. Mes chevilles, mes mollets, mes genoux et mes cuisses sont maintenant complètement détendus.

Je détends mes épaules, mes bras, mes coudes, mes poignets, mes mains et chacun de mes doigts. Mes épaules, mes bras, mes coudes, mes poignets, mes mains et mes doigts se relâchent complètement.

Mes hanches se détendent. Mes hanches se relâchent complètement.

Le bas de mon dos, le milieu de mon dos et le haut de mon dos se relâchent et se détendent. Le bas de mon dos, le milieu de mon dos et le haut de mon dos sont complètement détendus.

Je détends mon abdomen, la région du plexus solaire et ma poitrine. Mon abdomen, la région du plexus solaire et ma poitrine sont maintenant complètement détendus.

Je détends mon visage, mes mâchoires se desserrent, mes joues se relâchent, mes yeux s'enfoncent profondément dans leurs orbites et mon front devient très lisse, aussi lisse que celui d'un bébé.

Tout mon visage est maintenant détendu et cette merveilleuse sensation s'étend à mon cuir chevelu, libérant toute tension.

Mon corps est de plus en plus détendu. Je descends encore plus profondément au centre de mon être et mon cerveau se relâche, les deux hémisphères de mon cerveau se détendent, communiquant cette sensation agréable à tout mon système nerveux. Mon cerveau, mon tronc cérébral, ma moelle épinière et tous mes nerfs se relâchent et se détendent complètement.

Je glisse profondément dans cet espace de plénitude, où je suis toujours en sécurité et toujours aimé. C'est ici que mon corps et mon système nerveux se régénèrent complètement.

Demeurez au moins 10 minutes dans cet état de paix.

Doucement, tout en conservant ce sentiment de bien-être, commencez à revenir à la surface, bougez les orteils, les doigts, puis ramenez les bras au-dessus de votre tête et étirez-vous.

Soulevez les hanches et retirez le coussin, puis ramenez les genoux sur la poitrine. Bercez-vous doucement de droite à gauche et de gauche à droite.

Tournez-vous sur le côté qui vous semble le plus facile et prenez quelques respirations avant de vous asseoir. Sachez que vous pouvez avoir recours à cette merveilleuse détente à tout moment de la journée.

Apprenez ce texte pour pouvoir faire cette relaxation facilement. Vous pouvez aussi l'enregistrer pour ensuite vous laisser guider par le son de votre propre voix.

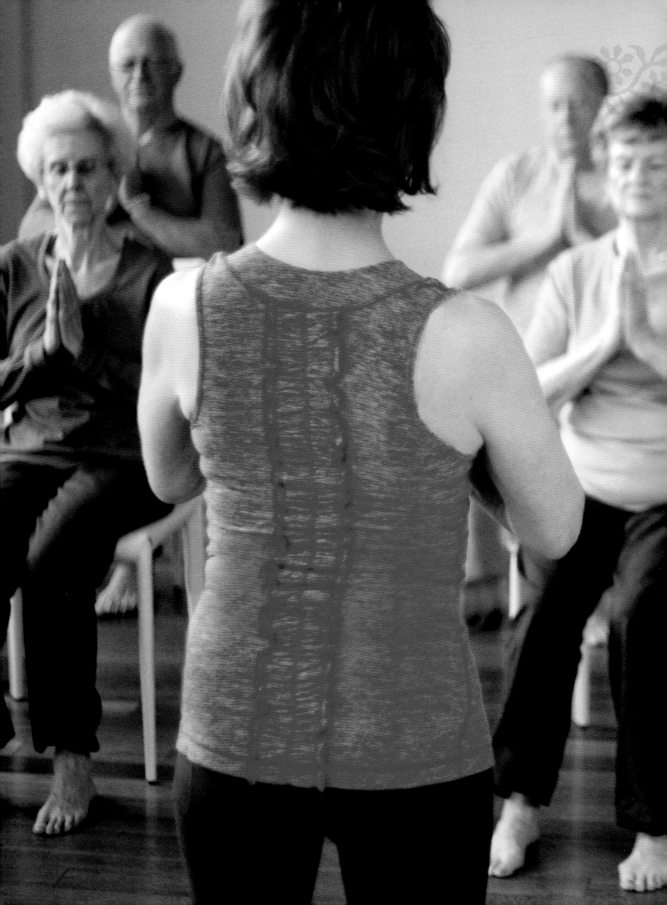

LA TOUCHE FINALE

La plupart des sessions de yoga s'ouvrent et se terminent sur le chant Om. Il est dit que ce son contient tous les sons de l'Univers, qu'il est la représentation sonore de l'Absolu. Sivananda, qui était médecin, expliquait que les vibrations produites par le son Om stimulent l'activité de l'hypophyse et de la glande pinéale. Une chose est certaine, en le prononçant, vous sentirez une belle vibration monter en vous. Prenez une posture assise, détendue et tournez votre attention vers l'intérieur, puis inspirez profondément. Expirez en faisant monter le son Om de l'intérieur vers l'extérieur.

Pour en savoir plus

Corbett, M. D. *Yoga des yeux,* Paris, M.C.L., 1962.

Conseil des Aînés. *Vivre et vieillir en santé. Guide pratique,* Sainte-Foy, Les Publications du Québec, 2004.

Cadrin Petit, T., et L. Dumoulin. *Au fil du temps : le corps heureux,* Montréal, Éditions de l'Homme, 2009.

Campagnac-Morette Christine. *Prévenir et Guérir par le yoga. Manuel pratique,* Paris, Éditions du Dauphin, 2005.

Demolière, S. *Un yoga pour le troisième âge,* Paris, Éditions Universitaires, 1976.

Francina Suza, *The New Yoga for Healthy Aging,* Florida, Health Communications, Inc., 2007.

Lakshmi Voelker, *Get Fit where you Sit!* Chair Yoga℠, DVD.

McCall, Timothy, M.D. *Yoga as Medecine. The Yogic Prescription for Health and Healing,* New York, Bantam Book, 2007.

Swami Vishnudevananda. *Le grand livre illustré du yoga,* éditions Desclez, 1982.

Van Lysbeth, André. *J'apprends le yoga,* Paris, Flammarion, 1968.

Remerciements

Qui n'a pas déjà eu l'idée de faire un livre ? En avoir l'idée, se mettre en action et partager son rêve est une première étape. Puis, convaincre son éditeur et son entourage de l'utilité du projet en est la deuxième. Et, pour finir, c'est l'action concertée de tous les intervenants qui rend ce rêve possible. Merci à tous ceux qui m'ont aidée à poursuivre cette mission d'améliorer la santé des aînés.

Merci à Luc Maurice d'avoir cru en ce projet. Merci au Groupe Maurice pour le financement du DVD qui accompagne ce livre.

Merci à Alain, mon compagnon fidèle pour son écoute, ses conseils et son immense foi en moi.

Merci à tous mes élèves, à Émilie Mongrain, à mes enseignants, aux professeurs de Yoga tout qui ont été ma source, mon moteur et mon gouvernail.

Merci à Monique Larocque pour son coaching. Elle m'a aidée à organiser et à gérer mon temps.

Merci à Pascale Boutry, ma première lectrice, pour ses conseils judicieux, son appui et ses encouragements.

Merci à Lyne St-Roch et à son équipe de nous avoir accueillis aussi chaleureusement aux Studios Lyne St-Roch pour la session de photos.

Merci à Mà, mobilier actuel, et à son personnel, si gentil, de nous avoir prêté les chaises. Merci à Stéphanie de Lululemon et à ses employés.

Merci à ma divine amie, Valérie, du Salon Inspiration, et à Sylvie, qui ont pris soin de moi.

Merci à tous les élèves qui ont participé à la séance photos et au tournage du DVD et qui ont livré leurs témoignages si personnels, à ma sœur Jocelyne, à Lise B., à Francine L., à Sylvie I. et à Alain, qui ont tous contribué si gracieusement à cette journée. Merci à Mathieu Dupuis qui a su faire ressortir l'âme et la beauté des aînés.

Merci à Jean-Martin Desmarais d'Andiamo Films et à son équipe, pour leur sensibilité et leur enthousiasme communicatif.

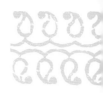

Table des matières

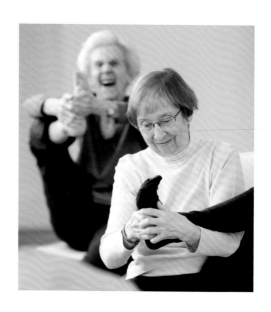

Achevé d'imprimer au Canada